Prof. Dr. Vadim B. Khoziev / Russland

Bernhard J. Schmidt / Deutschland

Auf der Suche nach einer Autismus-Theorie

Ein Russisch-Deutscher Dialog

Vadim B. Khoziev
Bernhard J. Schmidt

Auf der Suche nach einer Autismus-Theorie
Ein Russisch-Deutscher Dialog

© 2017 Solidar GmbH
Oberwarmensteinach
Alle Rechte vorbehalten.

ISBN: 978-3743126794

Herstellung und Verlag:
BoD – Books on Demand, Norderstedt.

Bibliografische Information der Deutschen Nationalbibliothek:
Die Deutsche Nationalbibliothek verzeichnet diese Publikation
in der Deutschen Nationalbibliografie; detaillierte bibliografische
Daten sind im Internet über http://dnb.dnb.de abrufbar.

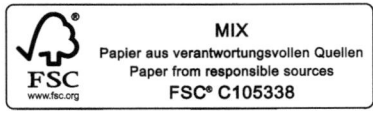

Für
Naomi, Knut und Max

Inhaltsverzeichnis

Geleitwort..7

Schmidt, B. J. - Auf dem Weg zu einer Theorie des Autismus..........12

   Abstract / kurze Inhaltsangabe...12

   Schlüsselbegriffe..12

   Über den Verfasser..12

     Einleitung..13

     Kurzer kritischer Überblick über die gängigen „Theorien"...15

     Eine neue Theorie und neue Perspektiven:

     Sozialpsychologie...18

     A.1 Angst und Gruppenverhalten......................................20

     A.2 Autopilot..23

     A.3 Stress..25

     B Entwicklungsdynamisches Modell.................................27

     Entwicklungsdynamische Perspektive................................29

     Vier Stränge der Entwicklung...30

       Neurobiologische und körperliche Reifung.....................31

       Homöostase...31

       Kognition...32

       Sozioemotionale Entwicklung..33

Drei Einflussfaktoren..................33

Alter..................34

Soziokulturelles Umfeld..................35

Soziale Interaktion..................36

Anwendungen:..................37

Abbau von Angst und Stress..................37

Wiederherstellung von Kommunikation und Interaktion..................39

b.1) Floortime/DIR®..................40

Literaturverzeichnis..................45

Khoziev, V. B. - Autismus als zentrales Thema der Entwicklungspsychologie und der klinischen Pathopsychologie..................53

Abstract / kurze Inhaltsangabe..................53

Schlüsselbegriffe..................53

Über den Verfasser..................53

Der frühkindliche Autismus als Problem der normalen und anormalen Ontogenese..................54

Autismus als Problem der Erziehung, der Kommunikation und Interaktion mit dem Kind..................66

Wie soll man Autismus therapieren?..................72

Literaturangaben..................81

Geleitwort

Geisteswissenschaftler kennen das Genre des „Doppel-Essays". Oft bieten gerade zwei Aufsätze von verschiedenen Autoren den stereoskopischen Effekt für das Verständnis eines Problems, eines schnellen Einstiegs und seiner [anschließenden] Vertiefung. Wir haben uns für dieses Genre entschieden, weil der Autismus als Problem der Humanwissenschaften schon eine mehr als sechzigjährige Forschungsgeschichte aufzuweisen hat, während wir als Wissenschaftler uns immer noch im „Vorraum" seiner Erforschung und nur auf dem Weg des Vordringens zu seinem [eigentlichen] Wesen befinden. Die Intensität der Bemühungen, dieses Problem in den letzten drei Jahrzehnten zu lösen (mehr als 1 Mio. Links können in einer spezialisierten Suchmaschine leicht gefunden werden), verweisen auf die Wahrnehmung seiner Bedeutung, Relevanz und Popularität. Dabei geht es nicht einmal darum, dass die Diagnosestatistik überall, in verschiedenen Ländern und Kulturen, Altersgruppen und sozialen Schichten eine jährliche Wachstumsrate von 1,5 % dieser Störung aufzuweisen hat. In einigen europäischen Ländern[1] erreicht die Autismus-Spektrum-Störung bereits die Häufigkeit des Spektrums schizoider Persönlichkeitsstörungen (im vergangenen Jahrhundert lag die Häufigkeit der schizoiden Störung traditionell bei etwa 1 % der Bevölkerung). Also ergibt die gemeinsame Häufigkeit von autistischen und schizoiden

---

[1] https://www.cdc.gov/ncbddd/autism/data.html

Störungen eine Prognose der emotionalen Störungen von mehr als 2,2 % der Bevölkerung. Dies wiederum bedeutet, dass es höchste Zeit ist, für die Lösung dieses Problems die Alarmstufe „Orange", das vorletzte Signal auf der Gefahrenskala einzuschalten, weil es hier nicht mehr bloß um die Vervollkommnung des diagnostischen Instrumentariums, um eine „Autismus-Mode" oder um die Popularität der Berufe des Psychologen, Psychotherapeuten und Psychiaters geht. Es ist klar, dass zur Popularisierung der Problematik des „seltsamen Verhaltens" verschiedene Stiftungen zur Unterstützung von Autisten und der Autismusforschung, aber auch weltweit bekannte Bücher und Filme wie *Rain Man*, *Mercury Rising* (deutsch: *Das Mercury Puzzle*), *Temple Grandin* (deutsch: *Du gehst nicht allein*), *I am Sam* (deutsch: *Ich bin Sam*) u. a. beigetragen haben. Dennoch ist es offensichtlich, dass in einer Kultur, einer Familie, in Erziehungsmodellen und Eltern-Kind-Beziehungen Veränderungen von grundlegender Art geschehen, wenn Kinder beginnen, zunehmend unter emotionalen Störungen – mit einer im Unterschied zu Neurosen vorwiegend nicht kompensierten Genese – zu leiden.

Unser „Duett" mit dem deutschen Kollegen Bernhard J. Schmidt bahnte sich nach dem Vorschlag an, einige seiner Bücher über den Problemkreis „Autismus" ins Russische zu übersetzen. Nach dem Vertrautmachen mit den Texten trafen wir uns, diskutierten einige Stunden lang und glichen unsere Standpunkte ab. Zweifellos gibt es eine Vielzahl von Prinzipien, großer und kleiner Details in den Erklärungsmodellen des frühkindlichen Autismus[2], die uns verbinden: das allgemeine

---

[2] In der russischen defektologischen und pathopsychologischen Tradition ist es üblich, den Autismus in Fachtexten nosologisch bestimmter zu benennen, beispielsweise als „frühkindlichen Autismus". In der

Verständnis für diese Not, die humanistische Einstellung, ein Verständnis für die komplexe und nichtlineare Natur der Bestimmung des Autismus, ein kritisches Verhältnis zu vereinfachenden, „biologistischen" Autismus-Konzeptionen und vieles mehr. Leider wird es uns in zwei Aufsätzen kaum gelingen, die ganze Bandbreite des Problemkreises „Autismus" aufzuzeigen, jedoch hoffen wir, dass sich auch dem nicht erfahrenen Leser die außerordentliche Komplexität seines Verständnisses erschließen wird. Angeboren oder erworben, die Folge einer „kühlen" Mutter, eines Entbindungstraumas oder des Erziehungssystems, aber vielleicht auch des Fütterungsplans, des Aufzwingens von Hygienemaßnahmen zur falschen Zeit, der horizontalen oder vertikalen Ungleichmäßigkeit der sprachlichen und geistigen Entwicklung (*décalage*, nach Jean Piaget), einer zerebralen/ zerebrovaskulären Insuffizienz oder von Störungen der biochemischen Versorgung der Gehirnaktivität usw. – all dies und eine weitere Liste mit etwa fünfzig Ursachen können Gründe für die Entstehung von frühkindlichem Autismus sein. Wann aber ist es notwendig, all diese Ursachen in eine Hierarchie zu bringen und Ordnung im methodologischen und methodischen Betrieb für die psychotherapeutische Arbeit mit Autisten zu schaffen? Merken wir hierzu an, dass das Verständnis des Autismus im Wesentlichen der Lackmustest für die Beurteilung und Charakterisierung des gesamten Paradigmas der Geisteswissenschaften ist. Der Gegenstand der klinischen Psychologie, die Methoden und die Methodologie werden in der Erklärung und Überwindung dieser „Störung" im menschlichen Verhalten einer eingehenden Prüfung unterzogen und der Problemkreis des Autismus als ganzer gibt wesentlich Anlass zur

---

Internationalen Klassifikation der Krankheiten (ICD-10) wird der Begriff „frühkindlicher Autismus" unter F84.0 aufgeführt.

Infragestellung vieler derzeitiger Ansätze der Humanwissenschaften.

Zwei Sprachen und zwei in unseren Aufsätzen vertretene Kulturen geben, wenn auch nur implizit, den interkulturellen Charakter eines Vergleichs von Ansätzen vor. Für uns als Verfasser ist nicht nur die Erörterung theoretischer Konstrukte und Methoden zur sozialen Wiedereingliederung kranker Kinder von Interesse, sondern sogar auch eine einfache Gegenüberstellung der Begriffe, die von Kollegen zur Qualifizierung verschiedener Phänomene im Zusammenhang mit Autismus gebraucht werden. Aber wenn man erst vom übergeordneten Ziel – der Entwicklung einer Theorie des Autismus – spricht, dann werden überhaupt die Sprache, das konzeptionelle Paradigma und begriffliche System Immanuel Kants, Georg Wilhelm Friedrich Hegels, Johann Wolfgang Goethes, Martin Heideggers, Karl Jaspers', Emil Kraepelins (1856–1926), Hans Aspergers (1906–1980) u. a. immer in „immanenter" Form Gegenstand und Maßgabe des Dialogs sein, darunter auch in meiner Version der kulturhistorischen Konzeption (KHK) Lev S. Vygotskijs (1896–1934). Für uns ist es sehr wichtig, dass wir uns im Dialog befinden, diese Sprache hören und diese hoch entwickelte und für die Lösung einer breiten Palette psychologischer Aufgabenstellungen hochwirksame Kultur durch die Texte, Arbeitsmethoden und mitunter Ablagerungen verschiedener moderner Einflüsse und Repliken hindurch spüren.

Der Aufsatz von Bernhard J. Schmidt ist von mir mit einigen Anmerkungen, vor allem erklärender Natur, versehen. Im Vorfeld möchte ich unsere weltanschaulichen und theoretischen Positionen kurz skizzieren: Im Großen und Ganzen stimmen wir im Verständnis des Gegenstandes, der Methode und der Notwendigkeit der Nutzung der breiten Palette der Mittel und

Möglichkeiten für die psychotherapeutische Arbeit mit Autisten überein. Gerade das humanistische Pathos und Argument, aber auch seine Versiertheit und Sachkenntnis des Gegenstands waren die Hauptgründe für die Entscheidung zu einer gemeinsamen Veröffentlichung in russischer Sprache. Wir denken, dass es den Studenten und Mitarbeitern der Fakultät [der Universität Dubna/Russland], aber umso mehr auch den Vertretern psychologischer Berufe von Nutzen sein wird, sich mithilfe dieser beiden Aufsätze über den gegenwärtigen Forschungsstand zum frühkindlichen Autismus zu unterrichten.

V. B. Khoziev

Anmerkung:
Die beiden Artikel in diesem Buch sind Übersetzungen der im Journal der Universität Dubna/Russland auf Russisch publizierten Artikel.

Wie bei Übersetzungen nicht ganz zu vermeiden, kommt es zwangsläufig zu Abweichungen vom Originaltext.

Bei dem Artikel von Prof. Dr. Khoziev ist die Referenz der russische Text, bei Bernhard J. Schmidt die deutsche Version.

Schmidt, B. J.
- Auf dem Weg zu einer Theorie des Autismus

Abstract / kurze Inhaltsangabe
Der Aufsatz stellt die Begründung der Analyse eines der komplexen Phänomene der abnormen Entwicklung von Kindern, nämlich des Autismus in seiner Dynamik, Entwicklung und aus sozialpsychologischer Perspektive dar. Es erfolgt eine kritische Analyse der aktuellen Erklärungsmodelle von Autismus, es wird die Praxis der psychotherapeutischen Arbeit mit autistischen Kindern untersucht und es werden in verallgemeinernder Form die wichtigsten Hauptrichtungen der Autismus-Therapie zusammenfassend dargestellt.

Schlüsselbegriffe
Autismus, Autismus-Spektrum, emotionale Störung, Entwicklungspsychologie, sensitive Phasen der Entwicklung, Psychotherapie von Autismus

Über den Verfasser
Bernhard J. Schmidt studierte an der Ruhr-Universität Bochum, Deutschland, Philosophie, Psychologie und Neurophysiologie und befasst sich seit 2014 engagiert mit dem Problem des Autismus (hierzu sind von ihm 11 Monografien, darunter in Mitautorschaft, erschienen). Derzeit leitet er das „Solidar Hotel Goldener Stern" mit Angeboten speziell für Familien mit (autistischen) Kindern.

E-Mail: bernhard@autismusberatung.bayern

Einleitung

Die erste These meines Aufsatzes lautet: Autismus kann man nur in seiner Dynamik, Entwicklung und aus der sozialpsychologischen Perspektive heraus verstehen. Jeder Entwicklungsschritt des Menschen, einschließlich des Autisten, erfolgt im Zusammenwirken von Bedürfnissen und Kommunikation und immer in einem soziokulturellen Milieu. In einem solchen soziokulturellen Milieu gibt es verschiedene „allgemeine Grundlagen" [„common ground"] als Voraussetzung für die Kommunikation und die Möglichkeit der Verständigung.

Durch die Gespräche mit Prof. Dr. Vadim B. Khoziev wurde mir der Unterschied zwischen den deutschen und russischen „allgemeinen Grundlagen" allmählich klarer. So brauchte es einige Zeit, bis ich verstand, welche Idee diesem Aufsatz zugrunde liegen könnte. Der größte Unterschied zwischen einem wissenschaftlichen Gespräch und gewöhnlicher Konversation besteht meines Erachtens in einem konstruktiv kritischen Dialog, der beständig versucht früher vorhandene Grenzen der Wahrnehmung, d. h. seine eigenen „allgemeinen Grundlagen", zu untersuchen und zu überwinden.

Meine Erklärungsmodelle basieren auf deutschen und angloamerikanischen Quellen – und dies muss hier immer mit berücksichtigt werden. Meine Hoffnung und mein größter Wunsch wäre es jedoch, einen Dialog mit den Ideen der russischen Psychologie anzubahnen, von der ich leider bislang nur ungenaue Vorstellungen habe. Unterschiedliche Ansichten geben uns jedoch nicht das Recht, eine Haltung der Über- oder Unterlegenheit einzunehmen. Vor dem Hintergrund möglicher Probleme der interkulturellen Verständigung werden wir versuchen auch spezielle Fähigkeiten von Autisten zu betrachten.

Die verengte Vorstellung und Reduzierung des autistischen Spektrums nur auf den diagnostizierten Autismus ist zu oberflächlich und führt nicht zu einem wirklichen Verständnis. Dabei ist meine zentrale Position, dass die autistische Symptomatik nicht ausschließlich als Krankheit oder Behinderung betrachtet wird, sondern eine andere Art des Seins von Menschen kennzeichnet.

Im Weiteren werde ich zeigen, dass der Autismus seine größte Anfälligkeit aus der Situation eines ungünstigen soziokulturellen Umfelds bezieht. Diese Anfälligkeit kann zu Störungen in der Entwicklung führen, aber nicht immer geschieht dies zwingend. (Anfälligkeit bedeutet in diesem Zusammenhang auch eine hohe Empfindlichkeit, wie wenn man beispielsweise in einen Schacht statt eines elektronischen Warnsystems Kanarienvögel mitnimmt, weil sie sechzehnmal so empfindsam für giftige Gase sind wie Menschen.) Versuchen Sie sich ein Kloster vorzustellen, einen ruhigen Ort, an dem die sprachliche Kommunikation fehlt, dafür aber tief durchstrukturierte und ritualisierte Arbeiten stattfinden, die Möglichkeit besteht, sich zu entfernen, aber gleichzeitig viele gemeinsame Aktivitäten stattfinden, wie das Chorsingen. Es ist unschwer sich vorzustellen, dass es in einem solchen Milieu keinen Autismus geben wird.

Die Auffassung und Wahrnehmung von Autismus hängt also immer vom soziokulturellen Umfeld ab!

Der vorliegende Aufsatz ist im Wesentlichen eine Zusammenfassung einer Reihe meiner Bücher [31–37]. 2014 fragte ich nach den Ursachen für viele Probleme und Besonderheiten meines Lebens, aber auch nach meinen Fähigkeiten. Das Lesen der Bücher eines führenden deutschen Wissenschaftlers über Autismus ergab auf meine Fragen keine Antwort, sondern zwang mich, eine eigene, unabhängige Untersuchung durchzuführen. Die hier im Folgenden dargestellte Theorie ist das Ergebnis dieser zugleich allseitigen wie auch unabhängigen Untersuchung. Doch zunächst wollen wir kritisch einige der aktuellen Konzeptionen betrachten.

Kurzer kritischer Überblick über die gängigen „Theorien"

Schon vor Jahren legte Lynn Waterhouse mit dem Artikel *Autism Overflows: Increasing Prevalence and Proliferating Theories* (2008) [43] eine deutliche Kritik der Autismus-Forschung vor. Fünf Jahre später trug sie in einem Buch über ein Umdenken in der Theoriebildung der Autismus-Forschung [44] viele verschiedene, sich häufig widersprechende Autismus-Theorien zusammen. Waterhouse gelangte zum dem Schluss, dass die zentralen Probleme der Autismus-Forschung bis heute nicht gelöst sind. Beide, ihr Artikel wie auch ihr Buch, blieben bisher jedoch weitestgehend unbeachtet! Die von ihren Bemühungen unbeeindruckten Forscher machten weiter Forschung „as usual", solange nur die Geldquelle der Forschungsstipendien nicht versiegte. Die grundlegenden Probleme blieben seither weiterhin bestehen, trotz einer rasant steigenden Zahl von Veröffentlichungen zum Thema.

Die laut Waterhouse [44] selbst nach 70 Jahren Autismus-Forschung immer noch ungeklärten Probleme sind:
1. Es gibt keine vereinheitlichte Autismus-Theorie. Waterhouse schreibt: „Obwohl Theoriewettstreit, verwaiste

Hypothesen und verworfene Theorien normaler Bestandteil des wissenschaftlichen Prozesses sind, ist es kein normales wissenschaftliches Vorgehen, dass die Autismus-Forschung kein Standardmodell entworfen hat. Es entspricht nicht dem normalen wissenschaftlichen Prozess, dass es in 70 Jahren der Verfeinerung von Diagnosekriterien (...) der Autismus-Forschung nicht gelungen ist, konkurrierende Vorschläge von Autismus-Untergruppen zu einem Standardmodell zusammenzufassen. Es entspricht nicht dem normalen wissenschaftlichen Vorgehen], dass die konkurrierenden Theorien über Autismusdefizite und Kausalität nicht zu einem Standarderklärungsmuster zusammengefasst wurden" [44, S. 12].

2. Es gibt keine ausreichend vernünftige Erklärung für die wachsende Zahl von Autismus-Diagnosen.
3. Es gibt keine genauen Diagnosekriterien. (Diese wird es nach Waterhouse auch in der Neudefinition nach DSM-V[3] nicht geben.)
4. Es gibt keine Erklärungen für die Heterogenität der Formen von Autismus im Autismus-Spektrum.

Diese kritischen Anmerkungen wurden jedoch im Wesentlichen ignoriert. Darüber hinaus gab es noch gröbere

---

[3]

DSM-V oder IV: *Diagnostic and Statistical Manual of Mental Disorders* ist ein Leitfaden der Amerikanischen Psychiatrischen Gesellschaft (APA) für die Klassifizierung psychischer Störungen. Die Varianten IV und V unterscheiden sich durch den Zeitpunkt ihrer Abfassung und Herausgabe. Dieser Leitfaden ist für einen professionellen Verband von Psychiatern maßgeblich und verbindlich und wird neben der ICD-10[, der *International Statistical Classification of Diseases and Related Health Problems*, herausgegeben von der Weltgesundheitsorganisation (WHO),] eifrig für die diagnostische Arbeit verwendet.

Verletzungen methodologischer Grundregeln. In einer Reihe von Fällen wurden zu kleine Gruppen herangezogen (Stichprobengröße kleiner als 25 Personen, keine Randomisierung ...) oder auch Gruppen mit verschiedenartiger Symptomatik, auf die einfach keine statistischen Methoden angewandt werden können. Der „qualitative Ansatz" (die Analyse) wurde andererseits fälschlicherweise als „nicht wissenschaftlich"[4] betrachtet. Das Hauptproblem bestand jedoch darin, dass die Erforschung des Autismus ohne einheitliche Theorie nach Thomas S. Kuhn (1922–1996) [19] auf der vorwissenschaftlichen Ebene verbleibt. In der Tat wurden viele Symptome von verschiedenen Perspektiven her beschrieben; der Weg vom Symptom zu seiner Erklärung wurde jedoch oftmals unterbrochen. Selbst eine eindeutige Klassifizierung der Symptome musste unter solchen Voraussetzungen scheitern. Ohne eine einheitliche und allgemein anerkannte Theorie erwies sich die Autismus-Forschung auf eine phänomenologisch-deskriptive Ebene zurückgeworfen.[5]

---

[4]

In der russischen traditionellen Psychologie unterscheiden wir methodologisch die „klassische", die „neoklassische" und die „postneoklassische" Periode der Entwicklung der Psychologie, von denen jede durch die Formulierung neuer Forschungsaufgaben und das allmähliche Hineinweben von qualitativen Forschungsmethoden in den Stoff experimenteller und klinischer Forschungen gekennzeichnet war.

[5] Hier verweisen wir den Leser auf das bekannte Werk von Lev S. Vygotskij *Die historische Bedeutung der Krise der Psychologie* (1927), in dem diese Krise, die bis heute nicht überwunden ist und sowohl von Wissenschaftlern als auch von Praktizierenden schmerzlich empfunden wird, tief schürfend und grundlegend dargestellt wird.

Eine neue Theorie und neue Perspektiven: Sozialpsychologie

Interaktion und Kommunikation geschieht immer mindestens zwischen zwei Partnern. Wenn eine „Störung der Interaktion und Kommunikation" vorliegt, so können beide Seiten Teil dieser Störung sein. Dessen ungeachtet wird der Autismus als „Störung der sozialen Kommunikation" immer noch isoliert betrachtet.

Die grundlegenden Regeln des Verstehens von Autisten, des Autismus und möglicher Störungen der Kommunikation und Interaktion erstrecken sich nicht auf das Verständnis „neurologisch typischer" Menschen (im Folgenden als NT-Menschen[6] abgekürzt), d. h. auf Menschen ohne Autismus und deren Kommunikation.

Auch wenn die Ergebnisse der Sozialpsychologie nicht genau genug sind, so zeigen sie doch deutlich, dass die Kommunikation von NT-Menschen in geringerem Maße bewusst und rational ist, als wir das gerne hätten. Der größte Teil der Kommunikation und Interaktion von nichtautistischen Menschen verläuft unbewusst und im Zusammenhang mit einer Gruppe. In der Mimik und Gestik, im Nachahmen und in den

---

[6] Diese Kategorie des „Normalen" ist als sehr bedingt zu betrachten. Denn beim Fehlen sichtbarer Symptome einer Erkrankung kommt Ärzten auch nicht in den Sinn, das Kind gründlich zu untersuchen. Nicht selten besteht die gefährliche Seite des frühkindlichen Autismus und vieler anderer Erkrankungen, die mit der Gehirntätigkeit zusammenhängen, in ihrer Verborgenheit und „Anhäufung" [von Symptomen]. Das Problem kann eine Zeit lang „still verharren", aber dann, für Außenstehende unerwartet, plötzlich „ausbrechen". Bernhard Schmidt verwendet die Kategorisierung „NT-Menschen" eher im polemischen Sinn, um diese einer bedingten Auswahl von Menschen des autistischen Spektrums („AS-Menschen") gegenüberzustellen.

Sprecheigenschaften sind alle Aspekte der Mitgliedschaft in einer Gruppe abgebildet, einschließlich ihrer Hierarchie. Die Sprache ist nur ein kleiner Teil des bewussten Ausdrucks mit offenkundigem Inhalt, auf einen erheblichen Teil der unbewussten Kommunikation greift die Gruppe durch Dialekte und Wiedergabe der Intonation des Gesprächspartners zu.

David Dunning [9] zeigte, dass eine Vielzahl von Ursachen den Menschen von einer Selbsterkenntnis abhält und zu Irrtümern veranlasst. John A. Bargh [2] zeigte auf, dass nicht nur einfache Funktionen des Menschen unbewusst ablaufen, sondern auch viele, ja sogar die meisten höheren Formen der Denkprozesse. Das Verdienst der Sozialpsychologie besteht sogar auch nur darin, den unsichtbaren und unterbewussten Teil des Menschen zum Vorschein zu bringen. Der größte Fehler der Sozialpsychologie besteht dagegen jedoch darin, dass sie Autisten immer noch nicht wahrnimmt. Gerade der Vergleich von Menschen des Autismus-Spektrums (AS) und neurologisch normaler (NT) könnte ein wichtiger Beitrag für die Sozialpsychologie sein.

Eine erste solche Studie aus sozialpsychologischer Perspektive haben Abdul-Fattah Yafai et al. [47] veröffentlicht, worin sie die „Konformität" bei Autismus untersuchten.

Für das Verständnis von Autismus ist der Unterschied zwischen einer „unbewussten Gruppenkommunikation" und „sozialer Kommunikation" von erstrangiger Bedeutung!

Unter den Symptomen von Autismus verweisen Wissenschaftler (siehe Dunbar [8]) auf das bei AS-Menschen weitverbreitete Fehlen von Gesichtsausdruck und Gestikulation, von nachahmender Mimik, Modulation der Stimme, Verstehen der Gesichtsausdrücke und Gestik bei anderen Menschen sowie von Small Talk als einer Art der „Fellpflege" (*grooming*). Verallgemeinert man diese Aspekte, dann kann Autismus als ein **Fehlen unbewusster Gruppenkommunikation definiert werden!** Gerade wegen der fehlenden „unbewussten Gruppenkommunikation" sind autistische Menschen oft von der sozialen Interaktion ausgeschlossen und befinden sich in einer Situation mit hoher Bullying[7]-Wahrscheinlichkeit. Die soziale Interaktion ist jedoch für alle Menschen von erstrangiger Bedeutung. Ohne soziale Interaktion ist überhaupt keine Entwicklung möglich!

Ihrerseits können psychotraumatisierende Episoden – wie Bullying – zur Entwicklung von psychischen Störungen führen.

A.1 Angst und Gruppenverhalten

Eine der wichtigsten Aufgaben der Gruppe ist die Reduzierung der Angst ihrer Mitglieder. Weil sie nicht an der „unbewussten Gruppenkommunikation" teilnehmen, werden Autisten häufig aus Gruppen ausgeschlossen und bleiben so zwangsläufig mit ihren Ängsten allein. Diese Ängste als „Angststörung" oder „Komorbidität" zu betrachten, ist einer der größten Fehler der Autismus-Forschung. Dies folgt der bereits als falsch dargestellten Annahme von Menschen als Individuen, die alleine und außerhalb von Gruppen existieren, als AS-Menschen genauso wie NT-Menschen. Die Angst ist indes eine der wesentlichen Energien und Einflussfaktoren der menschlichen Existenz. Sie ist ein unabdingbarer Bestandteil des Miteinanders in Gruppen. Und dies gilt auch für die

---

[7] In diesem Kontext kann der Begriff „Bullying" mit Mobbing gleichgesetzt werden.

Mechanismen, die der menschlichen Existenz grundsätzlich zugrunde liegen. In der Tat ist ein bedeutender Teil des Gruppenverhaltens auf die „Angstvermeidung" gerichtet, wie Margaret Wetherell [46] im Kapitel „Die Funktion von Sozialsystemen in Organisationen als Schutz vor Angst" ihres Buches sehr anschaulich dargelegt hat.

Digby Tantam [39] gelang es, seiner Zeit voraus zu sein, als er schrieb: „Angst ist vielleicht die universellste und anhaltendste Störung im Zusammenhang mit allen tiefgreifenden Entwicklungsstörungen (PDD[8]), und zwar in einem solchen Maße, dass in der Vergangenheit angeregt wurde, Angst als eine Ursache von Autismus anzusehen. Auch wenn der Autor nicht dieser Ansicht ist, Angst ist von frühem Alter an stark mit tiefgreifenden Entwicklungsstörungen verbunden. Nach Auffassung des Autors leben Menschen mit AS in einer Welt, die unvorhersehbarer und unsicherer ist als diejenige von Menschen, denen intakte nonverbale Kommunikation ermöglicht, in sozialem Verhalten Muster zu erkennen. Es ist diese Unsicherheit, die Angst hervorruft, nicht aber Angst, die AS verursacht. Es ist jedoch sicherlich wahr, dass Angst die soziale Beeinträchtigung verstärkt, die durch AS hervorgerufen wird; dies erfolgt, indem die soziale Leistungsfähigkeit abnimmt und die Frequenz, in der voraussichtlich ein Mensch dysfunktionale Mittel angesichts von

---

[8] PDD: *Pervasive Developmental Disorder* (ICD-9-CM und DSM-IV: 299.80; ICD-10: F84.9) bezeichnet schwere und tiefgreifende Störungen in der Entwicklung der sozialen Interaktion oder der verbalen und nonverbalen Kommunikationsfähigkeiten, stereotype Verhaltensweisen [und repetitive Körperbewegungen] u. a. Diese Störung nennt man wegen ihres milderen Verlaufs [abweichend sind das spätere Erkrankungsalter und die Symptomatik] auch „atypischen" Autismus. Nach ICD-10 wird sie in einer Rubrik mit Autismus aufgeführt und [nur] durch ein oder mehrere Symptome davon abgegrenzt.

Ängsten einsetzen wird, zunimmt. Repetitive Fragen, Langsamkeit, Ritualisierung, soziale Fehlleistungen und Aggression bzw. Reizbarkeit werden sich alle wahrscheinlich verschlimmern, wenn ein Mensch mit AS Angst bekommt."

Dabei übersieht Tantam allerdings die Parallelen zwischen den aus Angst resultierenden Verhaltensweisen von NT-Menschen und AS-Menschen. Angst wird mit einer „Angststörung" gleichgesetzt und die Angst bei NT-Menschen ausgeblendet.

Isabel Menzies Lyth [27] beschrieb folgende aus Angstvermeidung entstehende Verhaltensweisen:

1) „Rituelle Aufgabenerfüllung",

2) „Die Last der Verantwortung bei Entscheidungen durch Prüfungen und Gegenprüfungen verringern",

3) „Vermeidung von Veränderung".

Was sich anhört wie die Beschreibung von üblichen autistischen Verhaltensmustern ist allerdings die Aufzählung der Verhaltensweisen von Krankenschwestern in einem Krankenhaus.

Menzies Lyth [27] fuhr weiter fort: „Je größer die Angst, desto größer der Bedarf an Selbstvergewisserung durch eher zwanghafte Wiederholung" und: „Vermeidung von Veränderung: Veränderung ist ein Ausflug ins Unbekannte. Dies setzt die Bereitschaft für künftige Ereignisse und deren Konsequenzen voraus, die nicht ganz vorhersagbar sind, was unausweichlich Zweifel und Ängste hervorruft. Jede wesentliche Änderung in einem sozialen System bringt Veränderungen bei den bestehenden sozialen Beziehungen und in der Sozialstruktur mit sich, was wiederum dazu führt, dass sich die Wirkungsweise des sozialen Systems als Schutzsystem verändert. (…) Um diesen Ängsten vorzubeugen, versuchte der Service Veränderungen so weit wie möglich zu vermeiden und klammert sich an das Vertraute, sogar dann, wenn das Vertraute offensichtlich nicht mehr geeignet oder relevant ist."

Aus sozialpsychologischer Sicht wird deutlich, dass einige vermeintlich autistische Symptome letztlich Merkmale von Angst und / oder ihrer Entwicklung sind:
- Verweigerung / Rückzug
- stereotype Verhaltensweisen
- Rituale / Routinen
- Beharren auf Gleichem / Ähnlichem
- Vermeidung von Veränderung

Diese Symptome können in gleichem Maße in Gruppen gefunden werden wie auch individuell bei Autisten. Sie sind bei Gruppen jedoch weniger bemerkbar, weil sie Teil des Gruppenverhaltens sind.

A.2 Autopilot[9]

Diese wichtige Funktion „unbewusster Gruppenkommunikation" ermöglicht die Orientierung[10] in einer Gruppe.

---

[9] Es ist nicht leicht, ein psychologisches Äquivalent für diesen metaphorischen Begriff zu finden, den der Autor hier einführt. Es handelt sich hierbei, wenn man den hinter diesem Begriff stehenden Inhalt der psychischen Tätigkeit betrachtet, eher um Intuition; wenn man jedoch die Form beschreibt, um eine automatisierte, verallgemeinerte und unbewusste Reflexion einer problematischen Gruppensituation (Normen, Werte und Regeln der Gruppe u. a. mit eingeschlossen), bei der einem Gruppenmitglied die (einschließlich emotionale) Lösung im gleichen Moment einfällt. Beispielsweise ist sich jedes Mitglied einer Familie sehr wohl bewusst, dass man den Großvater mit solch einer Frage besser nicht beunruhigen sollte, weil er sich sonst aufregt. Deshalb blockiert (verschweigt, ignoriert usw.) es das Thema. Wenn das besagte Thema dann aber plötzlich doch aufkommt, fällt der Autopilot aus und es entsteht Angst: Wie soll das Gruppenmitglied nun darauf reagieren?

[10] Den Begriff „Orientierung" verwendet Bernhard Schmidt hier nicht im Sinn der bekannten, traditionsreichen russischen psychologischen Schule Pëtr

Die Gruppe erfüllt diese Funktion des „Autopiloten". Im Allgemeinen zeigt die Sozialpsychologie auf, inwieweit die (unbewusste) Orientierung der Gruppe strukturiert ist. Sie erspart den Gruppenmitgliedern viel Energieaufwand, weil keine bewussten Entscheidungen ohne Übereinstimmung mit dem Unbewussten getroffen werden sollen. Die Gruppe hat diese wichtige Funktion, besonders in Situationen, in denen die äußere Orientierung fehlt.

Ohne „unbewusste Gruppenkommunikation" fehlt den Autisten dieser Autopilot, d. h., der Autist muss sich immer bewusst orientieren und entscheiden. Dies erklärt eindeutig, warum für Autisten eine klare äußere Struktur zur Orientierung so wichtig ist, und auch, warum Autisten so schnell an die Grenze ihrer Leistungsfähigkeit gelangen und vieler Möglichkeiten zur Regeneration bedürfen. Die Bedeutung des Autopiloten einschließlich der Auswirkungen des Fehlens der „unbewussten Gruppenkommunikation" wird durch das soziokulturelle Umfeld bestimmt!

In einer sich rasch verändernden Gesellschaft, die durch die Auflösung klar definierter Strukturen und Rituale gekennzeichnet ist, ist die das Vorhandensein des Autopiloten als Moment unbewusster Gruppenorientierung von größter Bedeutung. Ohne Autopilot erscheint ein solches [soziokulturelles] Umfeld nicht verstehbar und nicht vorhersagbar, weil es sich nach Martin Seligman [38] und Aaron Antonovsky [1] der Kontrolle entzieht.

Ja. Gal'perins (1902–1988). Dennoch verwendet er ihn hier richtig und genau. Dieses erstaunliche heuristische Zusammentreffen in diesem Begriff ist erfreulich und bemerkenswert zugleich. Natürlich liegen Ideen in der Luft. Dennoch besteht der offensichtliche Wunsch der Wissenschaftler, eine genaue Terminologie anstelle der abgegriffenen und unklaren zu finden.

A.3 Stress

Viele Studien haben ein hohes Maß an Stress bei autistischen Patienten nachgewiesen. Als Ursache werden in der Regel zwei Quellen von Stress bei Autisten hervorgehoben: einerseits die bereits beschriebene Angst aufgrund des fehlenden Autopilots, andererseits die häufige sensorische Überempfindlichkeit. Der Autist nimmt sein Umfeld sehr viel intensiver, ja sogar schmerzhaft wahr. Erstens ist seine Wahrnehmung viel empfindlicher, vergleichbar beispielsweise dem Gehör, das mit einem zu laut eingestellten Hörgerät verstärkt wird. Zweitens sind jedoch hauptsächlich aus Mangel an den Filtern der Wahrnehmung die Angst auslösenden Stimuli nicht automatisch ausgeblendet. Der „Party-Filter"[11], durch den sich die Stimme des Gesprächspartners vom Hintergrundlärm abhebt, fehlt ebenso wie auch die Möglichkeit, die Stimme des Lehrers aus dem allgemeinen Lärm der Schulklasse herauszufiltern.

Diese sensorische Überempfindlichkeit kann sowohl bei der akustischen, als auch der olfaktorischen, visuellen oder taktilen Wahrnehmung, also beim Hören, Riechen, Sehen und Fühlen, auftreten.

---

[11] Der Begriff „Party-Filter" ist den bekannten Studien von E. Colin Cherry [*Some experiments on the recognition of speech, with one and with two ears*, 1953] und Donald Eric Broadbent [*filter model of attention* – Filtertheorie der Aufmerksamkeit, 1958] zum sog. „Cocktail-Party-Effekt" entlehnt, welche das Phänomen der selektiven Wahrnehmung beschreiben, wenn einer der Partygäste aus der allgemeinen Geräuschkulisse der Partygesellschaft beginnt Stichwörter herauszulösen und einem Gespräch zu einem ihn gerade bewegenden Thema (sehr wahrscheinlich über ihn selbst) zu lauschen, welches in der anderen Ecke des Raumes geführt wird.

<u>Ein Beispiel aus der Beratung</u>: Ein Student mit Asperger-Syndrom ordnet ein Hemd genau und richtig über den Geruch seinem Besitzer zu. Leider ist die Möglichkeit, dass die sensorische Überempfindlichkeit die mögliche Ursache von Phobien sein könnte, noch kaum in Betracht gezogen worden. Wegen des sehr stark, schmerzhaft und in der überwiegenden Mehrheit der Fälle [als überwältigend] empfundenen Reizes kann jedoch eine einzige Erfahrung ausreichen, um den Effekt des „kleinen Albert"[12] auszulösen.

<u>Ein weiteres Beispiel aus der Beratung</u>: Ein sechsjähriges autistisches Kind weigerte sich nach einmaligem Einatmen der Dämpfe von scharfem Essig an einem Tisch, weiterhin am selben Tisch zu essen.

---

[12] Im „Little-Albert-Experiment" (1920) untersuchten John B. Watson und [seine Assistentin] Rosalie Rayner ein neun Monate altes Kind namens Albert. Zunächst überprüften Watson und Rayner die Reaktion des Kindes, indem sie ihm eine weiße Ratte, ein Kaninchen, einen Affen, Masken und brennende Zeitungen zeigten. Der kleine Junge zeigte anfangs vor keinem der Objekte Angst. Beim zweiten Mal, als Albert die Ratte vorgeführt wurde, erzeugte Watson großen Lärm, indem er mit einem Hammer auf eine Eisenstange schlug. Natürlich erschrak das Kind vor dem Lärm und begann zu schreien. Nach wiederholten Vorführungen der weißen Ratte unter großem Lärm, begann Albert Angst vor der Ratte zu haben, selbst wenn ihre Vorführung nicht vom Schlagen des Hammers auf die Eisenstange begleitet war. Nach Iwan P. Pawlow (1849–1936) war dies ein Experiment mit der Klassischen Konditionierung, in diesem speziellen Fall, um eine allgemeine emotionale Reaktion hervorzurufen. An Menschen hat er jedoch aus verständlichen Gründen solche Versuche nicht vorgenommen. Unserer Ansicht nach war bei diesem Experiment nicht alles ethisch einwandfrei: Watson versuchte die Angst bei diesem Jungen dann mithilfe einer Stärkung durch Nahrung zu überwinden und behauptete, dass alles gelungen sei (in einem Blickfeld kombinierte er für das Kind den negativen Reiz mit einem Teller Essen). Allerdings weiß jeder Psychosomatiker und Psychopathologe, dass Angst und eine gleichzeitige Stärkung mit Nahrung nicht miteinander vereinbar sind.

Viele Verhaltensweisen, besonders bei autistischen Kindern, können als Reaktion auf als schmerzhaft empfundene Reize verstanden werden!

Beispiel: Ein einziger Besuch in einem Kaufhaus, der mit einer schmerzhaften Wahrnehmung in Bezug auf das Hören, Sehen oder auch Riechen verbunden ist, kann zu einer Weigerung führen, diesen Ort erneut zu betreten.

Nach Martin Seligman [38] führt die Unvorhersehbarkeit und wiederholte Erfahrung der Unkontrollierbarkeit der Stimulation zur „erlernten Hilflosigkeit" und folglich zu Angst und Stress.

Erstens können Angst und Stress die Gründe für stereotype und wiederholende Reaktionen sein, die bislang als Symptome von Autismus betrachtet wurden.

Zweitens jedoch führt die ständige Erfahrung von Angst und Stress und damit der Hilflosigkeit unweigerlich zu einer Reduzierung der Motivation und kognitiven Aktivität sowie zu Emotionen [38]!

B Entwicklungsdynamisches Modell

Ungeachtet der weiter oben dargelegten Definition von Autismus als „tiefgreifende Entwicklungsstörung" (*Pervasive Developmental Disorder* – PDD) wurden der Autismus und seine Begleitprobleme bislang nur statisch und nicht in ihrer Entwicklung betrachtet. Dabei ist Entwicklung immer ein dynamischer, von vielen Einflussfaktoren abhängiger Prozess. Entwicklungsdynamische Modelle wurden zwar bisher auf Menschen mit geistiger Behinderung angewandt, nicht jedoch auf Autisten, obwohl Autismus früher fälschlicherweise als Behinderung definiert wurde.

Wie die deutsche freie Enzyklopädie „Wikipedia" [unter dem Stichwort „Geistige Behinderung"[13]] schreibt: „Die Entstehung besonderer psychischer Probleme geistig Behinderter wird entwicklungspsychologisch untersucht, nicht zuletzt, weil sich in den vorangegangenen Jahrzehnten der Schritt vom Defekt-Modell zum Entwicklungsmodell vollzogen hat. Diese neue Sichtweise schreibt geistig behinderten Menschen die Möglichkeit zur Entwicklung zu, wobei sich die Entwicklungsschritte, -phasen und -abfolgen keineswegs von Nichtbehinderten unterscheiden."

Um Autismus zu verstehen und Autisten beistehen zu können, ist sowohl der Abschied vom Defekt-Modell, wie dargelegt, als auch ein entwicklungsdynamischer Ansatz notwendig. Ohne unbewusste Gruppenorientierung, also ohne Autopilot, werden Autisten sehr unterschiedliche Entwicklungsetappen durchlaufen, weshalb wir eine große Heterogenität in den Entwicklungsformen feststellen können.

Zusätzlich wird die Bedeutung des soziokulturellen Umfelds durch die sozialpsychologische Perspektive deutlich. Somit ist auch und gerade bei Autismus eine entwicklungsdynamische Perspektive für das Verständnis der Auswirkungen der Interaktion mit der Umwelt notwendig.[14]

13

   https://de.wikipedia.org/wiki/Geistige_Behinderung

14

Vielleicht ist dies einer der schwierigsten Momente für das Verständnis der Problematik der frühkindlichen Entwicklung. Die russische Psychologie in Gestalt der kulturhistorischen Konzeption (KHK) hat hier, unseres Erachtens, Glück gehabt. Dank Lev S. Vygotskij (1896–1934) wurden die Grundlagen der „Entwicklung" und der „Sozialisation" zusammengeführt. Mit

Kehren wir erneut zum Wikipedia-Eintrag zurück: „Eine entwicklungsdynamische Betrachtungsweise schließt die psychische Beeinträchtigung mit ein, die durch ein Fehlverhalten der sozialen Umwelt hervorgerufen werden kann."[15] Nur mittels einer dynamischen Sichtweise kann aber überhaupt deutlich werden, wie bei Autisten aufgrund der Besonderheiten der sensorischen Wahrnehmung und Kommunikation psychische Probleme entstehen.

Entwicklungsdynamische Perspektive

Alle Kinder entwickeln sich über verschiedene Stufen. Seit vielen Jahrzehnten ist dies durch die Entwicklungspsychologie erforscht worden und es existieren verschiedene Erklärungsmodelle zur Entwicklung. Untersuchungen wurden zu Kindern mit oder ohne geistige Behinderung durchgeführt, nicht jedoch zu autistischen Kindern. Zudem ist das Verständnis der Besonderheiten der Wahrnehmung, Kommunikation und Interaktion von Autisten sowie die Bedeutung und Nuancen ihrer umfassenden Förderung entscheidend.

Ohne hier auf verschiedene entwicklungspsychologische Theorien umfassend einzugehen, sind es vier Bereiche, aus denen sich die Entwicklung eines Menschen, ob Autist oder NT-Mensch, zusammensetzt. Was für die Entwicklung von NT-

---

anderen Worten, nach der KHK sind „Entwicklung" und „Sozialisation" dem Inhalt nach ein- und dasselbe, weil die tiefere Grundlage für diese Prozesse die Kultur ist, ihr Rhythmus und Verlauf der Entfaltung für das Kind und dessen Aneignung neuer Handlungen und Begriffe mithilfe des Erwachsenen und mittels verschiedener sprachlicher, gegenständlicher, familiärer, emotionaler u. a. Formen. Konzeptionen, die die Erfahrung der hegelianischen Synthese aller Aspekte des menschlichen Daseins in der Kategorie der „Tätigkeit" nicht zur Grundlage haben, müssen immer wieder zu den Ursprüngen der Kant'schen Einteilung von Gesellschaft und Individuum und damit faktisch zu einer Robinsonade zurückkehren.

[15] https://de.wikipedia.org/wiki/Geistige_Behinderung

Menschen gilt, das gilt ebenso für Menschen mit geistiger Behinderung – und ebenso für Autisten!

Vier Stränge der Entwicklung

Sowohl die Interaktion mit der Umwelt als auch die Entwicklung eines Menschen beginnt schon im Mutterleib. Und die Entwicklung eines Menschen ist, wenn auch zu verschiedenen Zeiten bezüglich Intensität und Flexibilität unterschiedlich ausgeprägt, nie ganz abgeschlossen. Dies gilt auch für den Autismus.

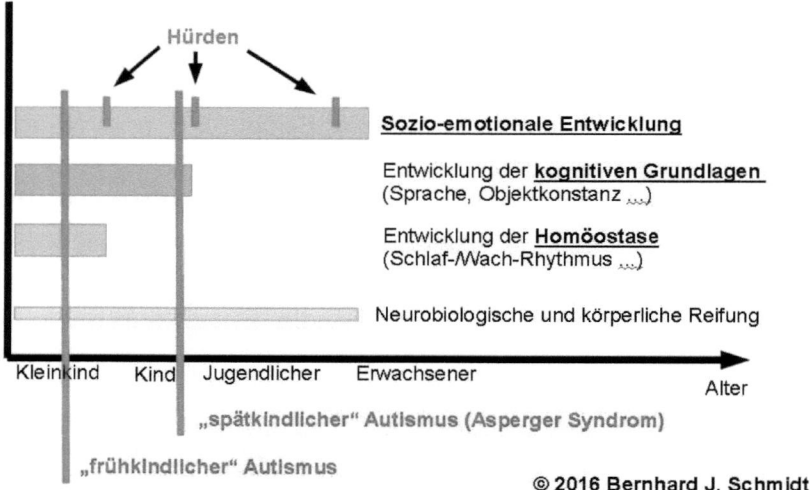

Diese vier Stränge der Entwicklung sind folgende:
1. Neurobiologische und körperliche Reifung
2. Entwicklung der Homöostase

3. Entwicklung der kognitiven Grundlagen
4. Sozioemotionale Entwicklung

Diese beginnen zwar alle gleichzeitig, benötigen aber unterschiedlich lange Zeiträume. Und für die Verwirklichung aller vier Stränge bedarf es der erfolgreichen Entwicklung einer gelungenen Interaktion mit der Umwelt. Schema 1 zeigt, dass abhängig vom Zeitpunkt des Auftretens einer Störung der Interaktion verschiedene Entwicklungsstränge betroffen sind und somit auch die Auswirkungen sehr unterschiedlich sein können.

Neurobiologische und körperliche Reifung

Die Grundlage aller anderen Entwicklungsprozesse ist die neurobiologische und körperliche Reifung. Nur durch die Schaffung der notwendigen neurologischen und biologischen Voraussetzungen wird das Kind in die Lage versetzt, zum Beispiel das Greifen, Gehen, Sprechen zu erlernen. Dabei sind häufig mehrere Entwicklungsstränge gleichzeitig erforderlich, wie zum Beispiel beim Erwerb der Sprache. Bei Kindern von taubstummen Eltern, die mittels Gebärdensprache kommunizieren, wurde festgestellt, dass diese bereits über Sprache verfügen, bevor überhaupt die physische Reifung der Sprechwerkzeuge abgeschlossen ist. Bloß weil ein Kind nicht spricht, bedeutet dies nicht, dass es keine Sprache (entwickelt) hat!

Homöostase

Am Anfang der Entwicklung steht die Herausbildung der Homöostase, also des körperlichen Gleichgewichts. Es umfasst genau die Bereiche, mit denen autistische Kinder häufig Probleme haben, wie zum Beispiel die Regulation der Verdauung, die sensorische Integration und den Schlaf-Wach-

Rhythmus. Auch die Entwicklung der Homöostase ist abhängig von der Interaktion mit der Umwelt. Ohne die unbewusste Orientierung an und Imitation von Verhaltensweisen anderer Menschen geraten Autisten in Erstarrung und bedürfen einer guten Unterstützung von außen – noch mehr als Kinder mit einer geistigen Behinderung.

Die Entwicklung der Homöostase ist normalerweise beim Übergang vom Kleinkind zum Kind abgeschlossen.

Kognition

Bis die Kinder Lebenserfahrung erwerben und auswerten und sich geistig entwickeln, müssen die Grundlagen hierfür in der Kindheit geschaffen werden. Diese Grundlagen werden durch die Interaktion mit der Umwelt und am Anfang in Form von Spielen erworben. Kommt es zu einer Störung der Interaktion, so kommt es auch zu einer Störung der Entwicklung kognitiver Grundlagen! [Die kognitive Entwicklung] beginnt mit der Ausformung der (sensorischen) Wahrnehmung und sensorischen Integration in allen Bereichen bis hin zum komplexen Erwerb der Sprache.

Zum einen übt also die Entwicklung der kognitiven Aktivität wiederum einen starken Einfluss auch auf die sozioemotionale Entwicklung aus. Zum anderen muss aber immer zudem beachtet werden, dass die der Entwicklung zugrunde liegende Interaktion bzw. deren Störung massiv von den Erwartungen des interaktiven Umfelds geprägt wird!

Die Entwicklung der kognitiven Grundlagen ist im Wesentlichen mit dem Übergang vom Kind zum Jugendlichen abgeschlossen.

Sozioemotionale Entwicklung

Durch die kulturell voreingenommene und einseitige Fokussierung allein auf die kognitive Entwicklung wurde bisher die Bedeutung der sozioemotionalen Entwicklung weitgehend übersehen. Als Resultat werden zum Beispiel dissoziative Persönlichkeitsstrukturen bei Autisten (mit normaler kognitiver und zugleich unvollständiger sozioemotionaler Entwicklung) fälschlicherweise mit Autismus gleichgesetzt.

Die sozioemotionale Entwicklung dauert zudem am längsten und es stehen drei Hürden im Weg, die es zu bewältigen gilt.

Dies sind die Übergänge vom:
1. Kleinkind (mit der Mutter als Hauptbezugsperson) zum Kind (mit der Familie und ihrem näheren Umfeld als Interaktionsumgebung);
2. Kind zum Jugendlichen, mit dem Herauswachsen aus der Familie und der neuen Orientierung an Gleichaltrigen (*Peers*);
3. Jugendlichen zum Erwachsenen, mit der Ausweitung der Interaktionsumgebung von den Peers hin zur „Welt".

Fallen diese Übergänge schon NT-Menschen mit „Autopilot", also unbewusster Orientierung an der Gruppe, schwer, umso problematischer sind diese Hürden verständlicherweise für Autisten. Für autistische Jungen sind sie aufgrund anderer geschlechtsspezifischer Interaktionsmuster und Rollenerwartungen allerdings deutlich schwieriger als für autistische Mädchen.

Drei Einflussfaktoren

Alle Stränge der Entwicklung werden durch drei Faktoren beeinflusst: 1.) durch das Alter, 2.) durch das soziokulturelle Umfeld und 3.) durch die Interaktion.

Alter

Auch wenn es als trivial erscheinen mag – gerade im Bereich Autismus ist es notwendig, darauf hinzuweisen, dass Entwicklung ein dynamischer Prozess ist und dass eine „Entwicklungsstörung" immer eine Störung der Entwicklung und somit die Störung eines dynamischen Prozesses ist. Und dieser [„Entwicklung" genannte] dynamische Prozess findet auf einer Zeitachse statt, bei dem das konkrete „Alter" einen Punkt auf dieser Zeitachse beschreibt.

Zwar kann die Entwicklung mal schneller und mal langsamer (Entwicklungsverzögerung genannt) vonstatten gehen, aber letztlich folgt sie automatisch einer kontinuierlichen Abfolge von zum großen Teil aufeinander aufbauenden Schritten. So kann ein bewusstes und gezieltes Greifen erst stattfinden, wenn das Knochengerüst und die Muskulatur entsprechend ausgebildet sind.

Im Ablauf der Entwicklung gibt es zudem immer wieder „sensible Phasen", die Möglichkeiten zur Entwicklung bestimmter Fähigkeiten eröffnen. Sensible Phasen sind dabei sowohl Möglichkeiten zum schnellen Erwerb wichtiger Fähigkeiten, stellen zugleich aber auch, wie der Name schon nahelegt, besonders verletzliche Bereiche dar. Immer ist die gelungene Interaktion mit dem Umfeld zur Ausprägung der Fähigkeiten erforderlich, und führen Störungen der Interaktion zu ernsthaften Problemen.

Mit fortschreitendem Alter verlangsamt sich die Entwicklung und Ausbildung von Fähigkeiten immer mehr, bis sie in die Umkehrung, nämlich den zunehmenden Verlust von Fähigkeiten übergeht. Das bedeutet aber auch, dass der Mensch mit fortschreitender Entwicklung immer mehr

„aushärtet" und dadurch weniger anfällig wird bezüglich Störungen der Interaktion mit dem Umfeld.

Soziokulturelles Umfeld

Der zweite große Bereich der Beeinflussung der Entwicklung liegt im soziokulturellen Umfeld. Entwicklung findet niemals in einem Vakuum statt, sondern benötigt notwendig die Interaktion mit dem jeweiligen Umfeld. Dadurch wird der Mensch an das eigene Umfeld angepasst, solange es nicht zu einer Störung der Interaktion kommt.

Das soziokulturelle Umfeld spannt sich dabei von den allgemeinen (teilweise geschlechtsspezifischen) Erwartungen, Annahmen und Forderungen der Kultur weiter über die Ausprägung der technischen Veränderung der Umwelt bis hinein in die Wohn- und Lebensbedingungen der Familie, in der die Entwicklung des Kindes anfangs stattfindet.

Abhängig von der jeweiligen Kultur können sich die Erwartungen an das Verhalten von und die Interaktion mit einem Individuum gravierend unterscheiden. Und sowohl Gestik als auch Mimik, die zur Kommunikation verwendet werden, haben in verschiedenen Kontexten unterschiedliche Bedeutung. Durch das frühzeitige Imitieren des Verhaltens der Umgebung passen sich NT-Menschen automatisch an die jeweils gültigen Regeln und Verhaltensweisen der eigenen Kultur und des eigenen Umfelds an. Zudem ist natürlich auch das sensorische Umfeld stark geprägt durch die teilweise beträchtlichen technischen Veränderungen der einst gewohnten Umgebung. Zugleich wirkt das soziokulturelle Umfeld bis hinein in die Familien; es tangiert die Werte, Strukturen und Erwartungen der Familienmitglieder und wirkt auch auf die sensorische Ausgestaltung zum Beispiel der Wohnung. All diese Momente üben schwerwiegenden Einfluss auf die Entwicklung des Menschen aus.

Dabei muss man feststellen, dass sich das soziokulturelle Umfeld für Autisten in den letzten Jahrzehnten dramatisch zum Schlechteren verwandelt hat, wodurch zumindest zum Teil das starke Ansteigen von Autismus-Diagnosen erklärt werden kann. Steht auf der einen, neutralen Seite eines soziokulturellen Umfelds zum Beispiel ein buddhistisches Kloster mit niedrigen sensorischen Störungen, strukturiertem Tagesablauf, ritualisierten Abläufen, geringer verbaler Kommunikation, so finden wir auf der anderen, für Autisten negativen Seite eine reizüberflutete Wohlstandsgesellschaft, die gekennzeichnet ist durch den Verlust fester Strukturen und Rituale.

Soziale Interaktion

Entwicklung findet nicht nur nicht im Vakuum (sondern in einem soziokulturellen Umfeld) statt, sondern bedarf auch immer (!) der sozialen Interaktion. Versuche, Kinder ohne soziale Interaktion aufwachsen zu lassen, indem man [um] zum Beispiel die „Ursprache" verwendete [herauszufinden?], endeten immer mit dem Tod der Kinder. Und auch das Phänomen des „Hospitalismus"[16] zeigt eindrücklich, wie sehr Menschen auf soziale Interaktion angewiesen sind. Dies gilt in gleichem Maße auch für Autisten!

---

[16] Das hier genannte Phänomen wurde 1965 von René A. Spitz (1887–1974) in seinem Buch *The First Year of Life. A Psychoanalytic Study of Normal and Deviant Development of Object Relations* (New York, International Universities Press Inc.) beschrieben; deutsch: *Vom Säugling zum Kleinkind. Naturgeschichte der Mutter-Kind-Beziehungen im ersten Lebensjahr.* Unter Mitarbeit von W. Godfrey Cobliner. Übersetzung von Gudrun Theusner-Stampa. Stuttgart (Klett-Cotta) 1967, [12]2005.

Autisten können, wollen und müssen teilhaben an gelungener (!) sozialer Interaktion!

Der zentrale Fehler im Verständnis von Autismus, der bereits in der Bezeichnung fixiert ist, besteht in der Annahme, dass Autisten keine Kommunikation und Interaktion bräuchten, diese nicht wollten und dazu auch nicht fähig seien. Der Grund hierfür liegt in der Fehlinterpretation autistischen Verhaltens aufgrund einer rein phänomenologischen Beschreibung. Die „Störung der sozialen Interaktion und Kommunikation" darf eben nicht wie bisher statisch und isoliert betrachtet werden, sondern ist immer (!) ein dynamischer Prozess der Interaktion zwischen Menschen, die an Gruppenprozessen beteiligt sind [von Wechselwirkungen zwischen den an der Interaktion beteiligten Individuen].

Anwendungen:
Abbau von Angst und Stress

Die wichtigste Forderung der hier vorgestellten Theorie besteht darin, dass der Abbau von Angst und Stress für Autisten höchste Priorität genießt. So kann das beschriebene, durch individuelle Angst und Stressreduzierung bedingte Verhalten von Autisten als Indikator verwendet werden. Das Ziel muss darin bestehen, das Umfeld möglichst so zu gestalten, dass ein Autist sich darin sicher fühlen und entspannen kann und auf diese Weise kein Angst verminderndes Verhalten zeigt.

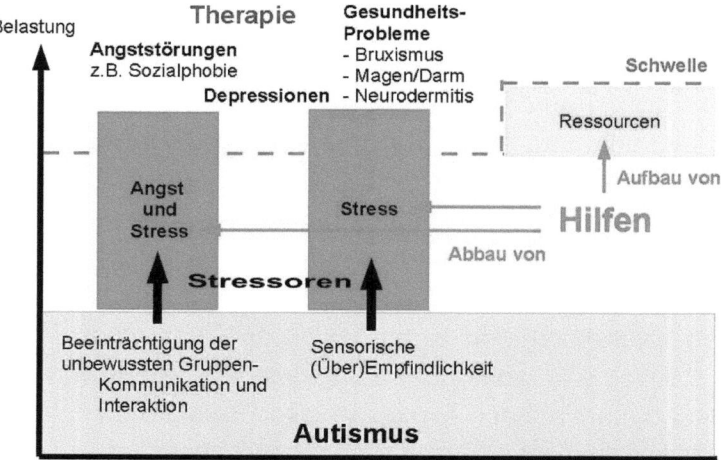

Der Abbau von Angst und Stress ist besonders deshalb wichtig, weil sie zu physischen und psychischen Erkrankungen führen können, wie zum Beispiel

- Zahnerkrankungen, hervorgerufen durch Zähneknirschen (Bruxismus),
- Migräne und Kopfschmerzen aufgrund von Muskelanspannung,
- Hauterkrankungen (Neurodermitis),
- Magen-Darm-Erkrankungen;

im Bereich der psychischen Gesundheit:

- Angststörungen,
- Depressionen.

Eine große schwedische Studie[17] hat unlängst gezeigt, dass bei Autisten ein hohes Risiko besteht für:

---

[17] Hirvikoski, Tatja / Mittendorfer-Rutz, Ellenor / Boman, Marcus / Larsson, Henrik / Lichtenstein, Paul / Bölte, Sven: Premature mortality in autism spectrum disorder, in: *The British Journal of Psychiatry*, Bd. 208, Nr. 3, Nov. 2015/März 2016, S. 232–238, DOI: 10.1192/bjp.bp.114.160192

- eine niedrige gesundheitsbezogene Lebensqualität,
- eine erhöhte Sterblichkeit und
- überdurchschnittlich häufigen Suizid.

Wiederherstellung von Kommunikation und Interaktion

Wenn klar geworden ist, dass auch autistische Kinder eine gelungene soziale Interaktion für ihre Entwicklung benötigen, muss die Wiederherstellung der Interaktion als Förderprogramm im Zentrum aller Maßnahmen stehen. Da Interaktion immer wenigstens zwischen zwei Teilnehmern geschieht, so muss eine spezielle Therapie in der Familie, unter Einbeziehung aller Familienmitglieder, durchgeführt werden.

Eine solche Ausrichtung [der Therapie] wurde von deutschen und angloamerikanischen Wissenschaftlern ignoriert, immerhin aber wurden seit vielen Jahren speziell auf die Kinder konzentrierte Förderungsprogramme erfolgreich getestet und zugelassen. Auch wenn jedes Förderprogramm etwas anders ist, so bildet das gemeinsame Fundament der [vier] Ansätze,
1. AuJA – Autismus akzeptieren und handeln, Döhler (Deutschland),
2. Floortime/DIR®, Greenspan (USA),
3. Mifne (hebräisch für „Wendepunkt"), Israel,
4. Son-Rise-Program®, Kaufmann (USA),

die **vom „Kind initiierte Kommunikation"**.

„Die Kinder zeigen uns den Weg [zu ihnen] hinein, und dann zeigen wir ihnen den Weg hinaus" (Kaufman, Raun K., 2014/2015 [18]).

Bei all diesen Ansätzen steht das autistische Kind im Vordergrund, indem das Verhalten des Kindes aus der Perspektive der Befindlichkeit des Kindes und zugleich als Interaktionsversuch betrachtet und nicht wie sonst als negativ bewertet wird. All diese Ansätze beruhen zudem auf einer entwicklungsdynamischen Perspektive.

Die zentralen Punkte von drei Ansätzen – Floortime/DIR®, Son-Rise® und AuJA stellen wir im Folgenden kurz anhand des Beispiels von Floortime/DIR® dar. Diese Darstellung der wichtigsten Punkte kann natürlich keine vollständige Wiedergabe aller Aspekte des jeweiligen Förderprogramms sein, dennoch bietet das Buch von Raun K. Kaufman (2014/15) *Autism breakthrough* [18] als in sich stimmig und gut lesbar auf einer intuitiven Basis tiefe Einsichten in das Phänomen Autismus sowie den praktischen Umgang mit autistischen Kindern.

b.1) Floortime/DIR®

„Im Namen *D*evelopmental, *I*ndividual-difference, *R*elationship-based approach [Entwicklungs-, individueller Differenz- und beziehungsorientierter Ansatz – kurz: DIR] bezieht sich ‚Entwicklung' auf die sechs Stufen oder Ebenen [der Entwicklung], ‚individuelle Differenz' bezieht sich auf die einzigartige Weise, wie ein Kind Informationen verarbeitet, und ‚beziehungsorientiert' bezieht sich auf unser Verständnis der Lernbeziehungen, die es einem Kind ermöglichen, in seiner Entwicklung fortzuschreiten. Das Programm Floortime/DIR® basiert auf diesen drei im Namen des Programms formulierten Grundideen, die es ermöglichen, darauf Förderprogramme aufzubauen, mit deren Hilfe das Kind die sechs Ebenen der Entwicklung erreicht und seine Interaktion und [aufgebauten] Beziehungen die eigene Entwicklung am besten unterstützen.

Die DIR-Analysemethode ermöglicht somit Eltern, Pädagogen und Ärzten sowohl die Beurteilung als auch die Planung von Behandlungsprogrammen jeweils zugeschnitten auf einzelne Kinder mit Autismus" [13].

Floortime/DIR® ist also zum einen ein entwicklungsdynamischer Ansatz, der zum anderen die individuellen Unterschiede der Kinder analysiert und diese zur Grundlage weiterer Förderung macht. Auch wird vor allem auf die emotionale Beziehung mit dem Kind und nicht [nur] auf kognitive Entwicklungen Wert gelegt. Denn die positive Emotion ist [überhaupt] die Grundlage für jegliches Lernen. Dabei steht immer das Kind und seine Entwicklung im Mittelpunkt und nicht die Erwartungen der Eltern oder der Gesellschaft.

Stanley Greenspan und Serena Wieder erläutern diesen Ansatz: *„Der grundlegende Unterschied zwischen den wichtigsten Ansätzen liegt in ihren Zielen. Entwicklungsansätze wie DIR/Floortime streben danach, den Kindern dabei zu helfen, eine gesunde Basis für Beziehungsaufbau, Kommunikation und Denken zu schaffen. Im Gegensatz dazu arbeiten verhaltenstherapeutische Ansätze (von denen der intensivste ABA-Discrete Trial ist, entwickelt von Ivar Lovaas) an der Veränderung von [oberflächlichem] Verhalten durch strukturierte Aufgaben. In der jüngsten Studie zu verhaltenstherapeutischen Ansätzen – der einzigen, die ein korrektes Design für eine klinische Studie verwendet (zufällige Zuweisung der Kinder zu verschiedenen Interventionen) – zeigte Tristram Smith (ein Kollege von Lovaas), dass diese Ansätze nur bescheidene Gewinne im Bildungsbereich und wenig bis gar keine Gewinne im emotionalen und sozialen Bereich im Vergleich zur Kontrollgruppe brachten. Und auch in Bezug auf die strukturierten Bildungsgewinne, zeigten nur 13 Prozent der untersuchten Kinder die [erwarteten] High-Level-Bildungs-*

ergebnisse (...). Auch zeigte eine Überprüfung aller Studien über ABA-Ansätze im Jahr 2004 durch Victoria Shea, dass die ursprünglichen Ansprüche auf ihre Wirksamkeit noch nicht repliziert wurden. Behavioristische Ansätze können, wenn sie erfolgreich sind, bestimmte Verhaltensweisen tatsächlich ändern, aber weil sie auf Wiederholung und stark strukturiertes Lernen setzen, können die meisten Kinder, die Aufgaben mit diesem Ansatz lernen, diese Aufgaben auch nur in der Art ausführen, wie sie sie geübt haben. Daher können sie grundlegende kognitive, sprachliche oder soziale Fähigkeiten bzw. Kompetenzen nicht entwickeln. Im Unterschied dazu verwenden gemeinhin als 'Entwicklungs-Beziehungs-Ansätze' bezeichnete natürliches Lernen, das heißt Lernen durch Interaktion und Entdeckung. Die Ergebnisse sind Verbesserungen in der sozialen Interaktion durch Beteiligung an fantasievollem Spiel, Aufbau von Freundschaften, sich wohlfühlen mit Nähe und Wärme u. Ä. – sowie Fortschritte in der Fähigkeit zu denken. Dies ist nicht verwunderlich, denn diese Ansätze arbeiten in der Regel an der Entwicklung grundlegender Fertigkeiten, wie Sich-einlassen auf und Interagieren mit anderen das Lesen der sozialen Signale und das Üben dieser in spontanen Lerninteraktionen" [13].

Das Ziel besteht dabei darin, dem Kind mit seinen (besonderen) Bedürfnissen die sechs Stufen seiner Entwicklung hinaufzuhelfen:

1. geteilte Aufmerksamkeit und Regulierung (beginnt bei 0–3 Monate),
2. Engagement und Beziehungsaufbau (beginnt bei 2–5 Monate),
3. gezielte emotionale Interaktion (beginnt bei 4–10 Monate),

4. lange Ketten wechselseitigen emotionalen Signalisierens und gemeinsame Problemlösung (beginnt bei 10–18 Monate),
5. Kreieren von Ideen (beginnt bei 18–30 Monate),
6. Brücken bauen zwischen Ideen: logisches Denken (beginnt bei 30–42 Monate).

Dabei heißt „Floortime", dass sich die Mutter/Eltern ... auf die Ebene des Kindes, also den Boden, begeben und mit dem Kind die zu diesem Entwicklungspunkt wichtigste Form der Interaktion durchführen – Spielen! Und sie tun dies nach den vom Kind selbst vorgeschlagenen vermeintlich komischen [da kindischen] Regeln! Durch das Einlassen auf das Spiel des Kindes wird so nicht nur Interaktion, sondern auch Vertrauen und eine emotionale Bindung hergestellt.

Lassen wir erneut Stanley Greenspan und Serena Wieder zu Wort kommen: „Warum folgen wir der Führung des Kindes? Historisch gesehen haben Pädagogen lange geglaubt, dass Erwachsene nicht einfach den Kindern erlauben können, das zu tun, was sie tun wollen, weil Kinder Instinktwesen sind, die nicht sozialisiert werden würden, wenn wir nur ihrer Führung folgen. Bei Floortime jedoch nehmen wir die Hinweise des Kindes ernst, weil die Interessen des Kindes das Fenster sind zu ihrem emotionalen und intellektuellen Leben. Durch die Beobachtung der Interessen und natürlichen Wünsche des Kindes bekommen wir ein Bild von dem, was es angenehm findet und was es motiviert. Wenn ein Kind auf etwas ihm wichtig Erscheinendes [einen Ventilator] starrt, einen Platz auf dem Boden immer wieder reibt oder immer auf den Zehen läuft, dann könnte man meinen, dass dies Tätigkeiten sind, von denen wir das Kind abhalten wollen. Aber etwas an diesem Verhalten ist sinnvoll oder angenehm für das Kind. Deshalb müssen wir uns immer die Frage stellen: „Warum macht mein Kind das [so]?" Einfach zu sagen, dass es das eben so macht oder dass es daran liegt, weil es diese oder jene Störung hat, beantwortet die Frage nicht. **Das Kind mag eine Störung oder eine Reihe von Problemen haben, aber es ist nicht die Störung oder eine Reihe von Problemen. Es ist ein Mensch mit echten Gefühlen, echten Wünschen und echtem Verlangen.** Wenn Kinder nicht ihre Wünsche oder ihr Verlangen äußern können, dann müssen wir aus dem, was sie tun, ableiten, was sie mögen und warum sie etwas tun. Deshalb beginnen wir in Floortime damit, dass wir der Führung des Kindes folgen und ihm in seiner eigenen Welt begegnen" [13].

Literaturverzeichnis

[1] Antonovsky, Aaron (1997): Salutogenese. Zur Entmystifizierung der Gesundheit. (Forum für Verhaltenstherapie und psychosoziale Praxis, Bd. 36). Hrsg. und übersetzt von Alexa Franke. Tübingen (DGVT-Verlag) 1997, ISBN-13: 978-3871591365

[2] Bargh, John A. (2007): Social Psychology and the Unconscious: The Automaticity of Higher Mental Processes. Frontiers of Social Psychology. New York, NY und Hove, UK (Psychology Press) 2007, ISBN-13: 978-1-84169-472-6

[3] Bosquet, Michelle / Egeland, Byron (2006): The development and maintenance of anxiety symptoms from infancy through adolescence in a longitudinal sample, in: *Development and Psychopathology*, Bd. 18 (2006), Nr. 2, S. 517–550, DOI: 10.1017/S0954579406060275

[4] Corbett, Blythe A. / Simon, David (2013): Adolescence, stress and cortisol in autism spectrum disorders, in: *OA Autism*, Bd. 1 (2013), Nr. 1(1):2, S. 1–6.

[5] Dell'Osso, Liliana / Dalle Luche, Riccardo / Carmassi, Claudia (2015): A New Perspective in Post-Traumatic Stress Disorder: Which Role for Unrecognized Autism Spectrum? In: *International Journal of Emergency Mental Health and Human Resilience*, Bd. 17 (2015), Nr. 2, S. 436–438

[6] Diehl, Michael (1990): The minimal group paradigm: Theoretical explanations and empirical findings, in: Stroebe, Wolfgang / Hewstone, Miles (Hrsg.): *European Review of Social Psychology*, New York (John Wiley & Sons Ltd.), Bd. 1 (1990), S. 263–292

[7] Došen, Anton (2010): Psychische Störungen, Verhaltensprobleme und intellektuelle Behinderung. Ein integrativer Ansatz für Kinder und Erwachsene. Herausgeber und Bearbeiter der deutschsprachigen Ausgabe Klaus Hennicke und Michael Seidel. Übersetzung aus dem Niederländischen von Karin Rast und Dr. Anke Looijen. Göttingen, Bern, Wien, Paris, Oxford, Prag, Toronto, Cambridge, MA, Amsterdam, Kopenhagen, Stockholm (Hogrefe) 2010

[8] Dunbar, R[obin] I[an] M[acDonald] (2004): Gossip in evolutionary perspective. In: *Review of General Psychology*, Bd. 8 (2004), Nr. 2, S. 100–110. DOI: 10.1037/1089-2680.8.2.100

[9] Dunning, David (2005): Self-Insight: Roadblocks and Detours on the Path to Knowing Thyself. Essays in Social Psychology. New York, NY und Hove, UK (Psychology Press) 2005, Reprint 2012

[10] Eussen, Mart L. / Van Gool, Arthur R. / Verheij, Fop / De Nijs, Pieter F. A. / Verhulst, Frank C. / Greaves-Lord, Kirstin (2013): The association of quality of social relations, symptom severity and intelligence with anxiety in children with autism spectrum disorders, in: *Autism*, Bd. 17 (2013), Nr. 6, S. 723–735, DOI: 10.1177/1362361312453882

[11] Farrugia, Sylvana / Hudson, Jennifer (2006): Anxiety in Adolescents With Asperger Syndrome: Negative Thoughts, Behavioral Problems, and Life Interference, in: *Focus on Autism and Other Developmental Disabilities*, Bd. 21 (2006), Nr. 1, S. 25–35. DOI: 10.1177/10883576060210010401

[12] Forgas, Joseph P. / Williams, Kipling D. (Hrsg.) (2002): The Social Self: Cognitive, Interpersonal and Intergroup Perspectives. The Sydney Symposium of Social Psychology, Bd. 4. New York (Psychology Press) 2002; Neuauflage, illustriert: (Taylor & Francis Inc. 2003), (Psychology Press) 2014

[13] Greenspan, Stanley I. / Wieder, Serena (2009): Engaging autism (covering all types of ASD, including Asperger's Syndrome, from the earliest signs in infancy through the school years – and on into adulthood). Using the Floortime Approach to Help Children Relate, Communicate, and Think. Philadelphia, Pa (Da Capo Press / Lifelong Books) 2009

[14] Haslam, S. Alexander / Jetten, Jolanda / Postmes, Tom / Haslam, Catherine (2009): Social Identity, Health and Well-Being: An Emerging Agenda for Applied Psychology, in: *Applied Psychology*, Bd. 58 (2009), Nr. 1, S. 1–23. DOI: 10.1111/j.1464-0597.2008.00379.x

[15] Karmiloff-Smith, Annette (1998): Development itself is the key to understanding developmental disorders, in: *Trends in Cognitive Sciences*, Bd. 2 (1998), Nr. 10, S. 389–398, DOI: 10.1016/S1364-6613(98)01230-3

[16] Karmiloff-Smith, Annette (2009): Nativism versus neuroconstructivism: Rethinking the study of developmental disorders, in: *Developmental Psychology*, Bd. 45, Nr. 1, S. 56–63, DOI: 10.1037/a0014506

[17] Katagiri, Masatoshi / Inada, Naoko / Kamio, Yoko (2010): Mirroring effect in 2- and 3-year-olds with autism spectrum disorder, in: *Research in Autism Spectrum Disorders*, Bd. 4 (2010), Nr. 3, S. 474–478, DOI: 10.1016/j.rasd.2009.11.004

[18] Kaufman, Raun Kahlil (2014/2015): Autism breakthrough. The groundbreaking method that has helped families all over the world. New York (St. Martin's Press) 2014, (St. Martin's Griffin) 2015

[19] Kuhn, Thomas S. (1962/1967, 1996): The Structure of Scientific Revolutions. Chicago (University of Chicago Press) 1962; deutsch: Die Struktur wissenschaftlicher Revolutionen. Frankfurt a. M. (Suhrkamp) 1967, [13]1996

[20] Kuusikko, Sanna / Pollock-Wurman, Rachel / Jussila, Katja / Carter, Alice S. / Mattila, Marja-Leena / Ebeling, Hanna / Pauls, David L. / Moilanen, Irma (2008): Social Anxiety in High-functioning Children and Adolescents with Autism and Asperger Syndrome, in: *Journal of Autism and Developmental Disorders*, Bd. 38 (2008), Nr. 9, S. 1697–1709, DOI: 10.1007/s10803-008-0555-9

[21] Leary, Mark R. (1990): Responses to Social Exclusion: Social Anxiety, Jealousy, Loneliness, Depression, and Low Self-Esteem, in: *Journal of Social and Clinical Psychology*, Bd. 9 (1990), Nr. 2, S. 221–229, DOI: 10.1521/jscp.1990.9.2.221

[22] Leary, Mark R. (2002): The Interpersonal Basis of Self-Esteem: Death, Devaluation, or Deference. In: Forgas, Joseph P. / Williams, Kipling D. (Hrsg.) (2002): The Social Self: Cognitive, Interpersonal and Intergroup Perspectives. The Sydney Symposium of Social Psychology, Bd. 4. New York (Psychology Press) 2014, S. 143–159

[23] Leyens, Jacques-Philippe / Cortes, Brezo / Démoulin, Stephanie / Dovidio, John F. / Fiske, Susan T. / Gaunt, Ruth / Paladino, Maria-Paola / Rodriguez-Perez, Armando /

Rodriguez-Torres, Ramon / Vaes, Jeroen (2003): Emotional prejudice, essentialism, and nationalism The 2002 Tajfel lecture. In: *European Journal of Social Psychology*, Bd. 33 (2003), Nr. 6, S. 703–717, DOI: 10.1002/ejsp.170

[24] Lingg, Albert / Theunissen, Georg (2000): Psychische Störungen und geistige Behinderung. Ein Lehrbuch und Kompendium für die Praxis. Freiburg i. Br. (Lambertus), völlig überarb. und aktualisierte Aufl. ^{4}2000; überarbeitet und aktualisiert ^{5}2008; aktualisiert ^{6}2013

[25] Manassis, Katharina / Bradley, Susan Jane (1994): The development of childhood anxiety disorders: Toward an integrated model, in: *Journal of Applied Developmental Psychology*, Bd. 15 (1994), Nr. 3, S. 345–366, DOI: 10.1016/0193-3973(94)90037-X

[26] Mann, Leon (1999): Sozialpsychologie (Originalausgabe: *Social Psychology*. John Wiley & Sons Australasia Pty. Ltd. 1969). Autorisierte Übersetzung aus dem Englischen von Wolfgang Kramer. Weinheim, Basel (Beltz TB 42) ^{11}1997, unveränderter Nachdruck 1999; ^{3}2001

[27] Menzies Lyth, Isabel (1960): Social Systems as a Defense Against Anxiety. An Empirical Study of the Nursing Service of a General Hospital, in: *Human Relations*, Bd. 13 (1960), S. 95–121; Reprint: Trist, Eric / Murray, Hugh (Hrsg.): The Social Engagement of Social Science, Bd. 1: A Tavistock Anthology: The Socio-Psychological Perspective. Philadelphia, PA (University of Pennsylvania Press) 1990, S. 439–462

[28] Nielsen, Mark / Slaughter, Virginia / Dissanayake, Cheryl (2013): Object-Directed Imitation in Children With High-

Functioning Autism: Testing the Social Motivation Hypothesis. In: *Autism Res*, Bd. 6 (2013), Nr. 1, S. 23–32, DOI: 10.1002/aur.1261

[29] Potvin, Marie-Christine / Snider, Laurie / Prelock, Patricia A. / Wood-Dauphinee, Sharon / Kehayia, Eva (2015): Health-related quality of life in children with high-functioning autism. In: *Autism*, Bd. 19 (2015), Nr. 1, S. 14–19, DOI: 10.1177/1362361313509730

[30] Salmivalli, Christina / Lagerspetz, Kirsti / Björkqvist, Kaj / Österman, Karin / Kaukiainen, Ari (1996): Bullying as a Group Process: Participant Roles and Theri Relations to Social Status Within the Group, in: *Aggressive Behavior*, Bd. 22 (1996), Nr. 1, S. 1–15

[31] Schmidt, Bernhard J. (2015/1): Autist und Gesellschaft – Ein zorniger Perspektivenwechsel, Bd. 1: Autismus verstehen. Norderstedt (Books on Demand) ^{1}2015, ISBN: 978-3734757402

[32] Schmidt, Bernhard J. (2015/2): Autist und Gesellschaft – Ein zorniger Perspektivenwechsel, Bd. 2: Hilfen für Autisten? Norderstedt (Books on Demand) ^{1}2015, ISBN: 978-3734792687

[33] Schmidt, Bernhard J. (2016/1): Klartext kompakt. Das Asperger Syndrom – für Arbeitgeber. Norderstedt (Books on Demand) ^{1}2016, ISBN: 978-3739228082

[34] Schmidt, Bernhard J. (2016/2): Klartext kompakt. Das Asperger Syndrom – Zwischen Mobbing und Inklusion. Nordersted (Books on Demand) ^{1}2016, ISBN: 978-3839147917

[35] Schmidt, Bernhard J. / Ganz, Andreas (2016/1): Klartext kompakt. Das Asperger Syndrom – für Ärzte. Norderstedt (Books on Demand) ^{1}2016, ISBN: 978-3739240893

[36] Schmidt, Bernhard J. / Ganz, Andreas (2016/2): Klartext kompakt. Das Asperger Syndrom – nicht nur für Psychotherapeuten. Norderstedt (Books on Demand) ^{1}2016, ISBN: 978-3839141380

[37] Schmidt, Bernhard J. / Ganz, Andreas (2016/3): Klartext kompakt. Frühkindlicher Autismus. Verstehen = Helfen. Norderstedt (Books on Demand) ^{1}2016, ISBN: 978-3741293719

[38] Seligman, Martin E. P. (1975/1992): Helplessness. On depression, development, and death. A Series of books in psychology. San Francisco, New York (W. H. Freeman, Trade distributor, Scribner) 1975, ISBN-10: 0716707519; New York (W. H. Freeman & Co Ltd), illustriert ^{2}1992, ISBN-13: 978-0716723288

[39] Tantam, Digby (2003): The Challenge of adolescents and adults with Asperger syndrome, in: *Child And Adolescent Psychiatric Clinics of North America,* Bd. 12 (2003), Nr. 1, S. 143–163

[40] Tantam, Digby (2009): Can the World Afford Autistic Spectrum Disorder? Nonverbal Communication, Asperger Syndrome and the Interbrain. London und Philadelphia, PA (Jessica Kingsley Publishers) 2009

[41] Tantam, Digby (2014): Adults with ASD, in: *Current Developmental Disorders Report,* Bd. 1 (2014), Nr. 1, S. 1–7. DOI: 10.1007/s40474-013-0005-z

[42] Turner, John C. (2005): Explaining the nature of power: A three-process theory, in: *European Journal of Social Psychology*, Bd. 35 (2005), Nr. 1, S. 1–22, DOI: 10.1002/ejsp.244

[43] Waterhouse, Lynn (2008): Autism Overflows: Increasing Prevalence and Proliferating Theories. In: *Neuropsychological Review*, Bd. 18 (2008), Nr. 4, S. 273–286, DOI: 10.1007/s11065-008-9074-x

[44] Waterhouse, Lynn H. (Hrsg.) (2013): Rethinking Autism. Variation and Complexity. London, Waltham, MA (Academic Press) 2013, ISBN: 978-0124159617

[45] Waterhouse, Lynn / London, Eric / Gillberg, Christopher (2016): ASD Validity, in: Review Journal of Autism and Developmental Disorders, Bd. 3 (2016), Nr. 4, S. 302–329, DOI: 10.1007/s40489-016-0085-x

[46] Wetherell, Margaret (Hrsg.) (1996): Identities, groups and social issues. London (SAGE) 1996; Reprint: 2002, 2004

[47] Yafai, Abdul-Fattah / Verrier, Diarmuid / Reidy, Lisa (2014): Social conformity and autism spectrum disorder: A child-friendly take on a classic study. In: *Autism*, Bd. 18 (2014), Nr. 8, S. 1007–1013, DOI: 10.1177/1362361313508023

Khoziev, V. B.
- Autismus als zentrales Thema der Entwicklungspsychologie und der klinischen Pathopsychologie

Abstract / kurze Inhaltsangabe
Im Artikel werden verschiedene Ansätze zur Ätiologie des Autismus dargelegt. Der Autismus wird zugleich als Phänomen frühkindlicher Entwicklung wie auch als Fehlentwicklung des Kindes dargestellt. Der Herausbildung einer autistischen Störung liegt der Übergang von einem Primärdefekt des Kindes zu einem sekundären und tertiären zugrunde, die aufgrund einer emotionalen Verletzung des Kindes entstehen. Die psychotherapeutische Arbeit mit einem autistischen Kind sollte auf der Förderung seiner Entwicklung basieren.

Schlüsselbegriffe
Autismus, Autismus-Spektrum-Störungen, emotionale Störung, Entwicklungspsychologie, psychotherapeutische Maßnahmen bei Autismus

Über den Verfasser
Vadim Borisovich Khoziev,
Dr. der Psychologie, Lehrstuhlinhaber für Klinische Psychologie an der Universität Dubna/Russland, E-Mail: v_hoziev@mail.ru

Dieser Aufsatz ist meine Antwort auf den Aufsatz von Bernhard J. Schmidt im Sinne eines transkulturellen Dialogs; darüber hinaus kommt es mir darauf an, hervorzuheben, dass die Thematik des Autismus grundlegenden Anlass bietet, unsere heimische traditionelle Psychologie einer kritischen Prüfung zu unterziehen. Ich werde die meiner Ansicht nach problematischsten Punkte unserer gegenwärtigen Psychologie bezüglich des Autismus benennen. Selbstverständlich können in einem einzigen Aufsatz nicht vollumfänglich alle Aspekte des genannten Problemkreises angesprochen werden, deshalb werde ich mich auf drei von ihnen beschränken: die Betrachtung des frühkindlichen Autismus im Rahmen der normalen und anormalen Ontogenese, als Problem der Erziehung und vom Standpunkt der grundlegenden Möglichkeiten der Psychotherapie her.

Der frühkindliche Autismus als Problem der normalen und anormalen Ontogenese

Vor mehr als 90 Jahren wurden in Psychologie und Psychiatrie durch den [Schweizer Psychiater] Eugen Bleuler (1857–1939) die Symptome auffälliger Denk- und Verhaltensweisen bekannt, die häufig bereits im Kindesalter auftreten. Die Begriffe des „autistischen Denkens" und des „Autismus" wurden bereits angedacht und konkret auf emotional ungeordnetes und *unrealistisches* Verhalten – wie man sich damals auszudrücken pflegte – angewandt [5]. Vor mehr als 70 Jahren beschrieben und qualifizierten den Autismus zwei Psychiater – der Amerikaner Leo Kanner (1894–1981) und der Österreicher Hans Asperger (1906–1980) – unabhängig voneinander als eigenständige Form einer psychischen Erkrankung von Kindern und wandten den Begriff in der Folge speziell auf diese an [31].

In etwa zeitgleich wurde der Begriff „autistisch" auch bereits in den 1930er-Jahren in einer Studie [des Schweizer Entwicklungspsychologen] Jean Piaget (1896–1980) zu Sprechen und Denken von Kindern [24] verwendet, der ihn direkt von Bleuer entlehnte, ihm jedoch seine eigene, neue Bedeutung verlieh. Piaget war es gelungen, das „Autistische" als ein qualitatives Merkmal einer notwendigen Entwicklungsphase frühkindlichen Denkens und Sprechens darzustellen, als – wie er glaubte – erste Entwicklungsstufe, bevor sich beim Kind der Egozentrismus und infolgedessen das realistische Denken ausbildet. Sehr häufig wird dieser wesentliche Umstand in derzeitigen Diskussionen zum Thema Autismus völlig außer Acht gelassen, wie Bernhard Schmidt im Übrigen zu Recht anmerkt [34, 35], wie auch überhaupt die Entwicklung des Kindes [nicht in den Blick genommen wird]. Als Unterscheidungsgrundlage verwandte Piaget ein psychoanalytisches Kriterium: Das autistische Denken strebt nicht wie das realistische nach der Feststellung der Wahrheit, sondern nach der Befriedigung eines Wunsches. Es gibt auch noch weitere Unterscheidungskriterien; für uns ist jedoch wichtig, wo im Verlauf der Kindesentwicklung Piaget das autistische Moment ansiedelt.

Ein grundlegender Meilenstein bei der Erfassung der frühkindlichen Entwicklung war eine der schönsten Debatten, die in der russischen Psychologie über die Landesgrenzen hinweg je geführt wurden: der Wissenschaftsstreit zwischen Lev S. Vygotskij (1896–1934) und Jean Piaget (1896–1980) über Phänomenologie, Etappen und Entwicklungsdeterminanten, darunter die Frage, was am Anfang der Entwicklung steht, die autistische Phase oder die Sozialisation. Nach Vygotskij vollzieht sich die Entwicklung des Kleinkindes nicht über individualistische zu sozialisierten Verhaltensmustern, sondern von sozialen hin zu individuellen Verhaltensweisen [9]. Deshalb ist auch die autistische Phase, die inhaltlich Individualität bedeutet, der Form nach jedoch Intuition (eine unbewusste Augenblicksentscheidung, introspektiv von Kindern wie auch Erwachsenen als automatisch und sogar jenseits des Willens erfolgend wahrgenommen), eine verhältnismäßig späte Entwicklung. Die Sozialisation dagegen geschieht schon mit dem ersten Atemzug, sie beginnt sogar schon lange vor der Geburt, denn die gemeinsame Widerspiegelung der Umwelt durch die Mutter-Kind-Beziehung lässt sich aus den entstehenden Neubildungen der psychischen Entwicklung nicht wegdenken. Die Sozialisation kommt aus dem emotionalen Verhaltensmuster der Mutter, verbleibt jedoch in der Psyche des Kindes als mögliche Weise emotionaler Reaktion. Und dies ist keine „genetische", sondern eine „psychologische" Vererbung von Verhaltensweisen.

Die Klassiker der Entwicklungspsychologie stimmen darin überein, dass die Ergebnisse aller Formen der Entwicklung nach der Geburt bereits vom unmittelbar emotionalen Austausch des Kindes mit dem Erwachsenen [11, 13, 20, 27–30] und davon abhängen werden, dass ihm alle wesentlichen Orientierungspunkte seines Befindens, der Ernährung, der Kommunikation, des Schmerzes usw. zur Verfügung stehen. Das Mittel [zur Sozialisation] wird auch nicht sofort zum inneren Orientierungspunkt, sondern erst durch die gemeinsame (in Interaktion zwischen Erwachsenem und Kind) und systematische Anwendung, seine Anpassung, Verbesserung, Vervollkommnung usw. [12, 13, 25]. Es stellt sich die Frage, welcher Art dieses erste Mittel ist, unter dessen Schatten das Kind seine ersten Schritte auf das Terrain der Sozialisation machen wird. Selbst eine aufmerksame Mutter wird es kaum sofort benennen: Es ist jedoch die Autorität, das Vertrauen zum Erwachsenen (das Urvertrauen zu seiner Umwelt nach Erik H. Erikson (1902–1994)), die Annahme des sich von der Wiege her darbietenden Bildes der Umgebung usw. Die Folgen eines perinatalen oder Entbindungstraumas, eine eingefangene Erkrankung, das Schmerzsyndrom, in das sich beim Neugeborenen ein beliebiges Unwohlsein oder Unbehagen verwandelt, sind in der Lage, dieses Vertrauen von Grund auf zu zerstören. Zunächst stellt sich beim Kind eine Kontaktannahmeverweigerung ein (durch Abwehren der Hand des Erwachsenen, Abbruch des Tastkontaktes mit ihm, Protestgeschrei usw.) und schließlich der „Scheintod", der Abbruch aller Formen von Aktivität in Bezug auf den Erwachsenen: der motorischen, tastenden und emotionalen. Zugleich sticht jedoch das Vertrauen als dasjenige Allheilmittel für die Lösung aller Probleme in Bezug auf den Erwachsenen und die Umwelt hervor. Nur die Zerstörung oder das Fehlen dieses Mittels von vornherein lässt das Kind ohne Vorhandensein eines Mittels zur Orientierung oder eines Mechanismus zu ihrem Erwerb mit seiner Umwelt allein. Dann beginnt der Geist (oder im weiteren Sinne die Psyche) im Traum Monster zu gebären: Verzerrte Orientierungspunkte erzeugen Angst und Beunruhigung, und die Einfachheit und Zugänglichkeit der Welt kann vom Kind nicht mehr selbst erschlossen werden.

Es gibt noch einen weiteren bemerkenswerten Diskussionsgegenstand im oben erwähnten Wissenschaftsstreit, nämlich den Ort des egozentrischen Sprechens in der Entwicklung des Kindes. Ein beträchtlicher Anteil der Sprachproduktion des Kindes kann, wie die verschiedensten empirischen Forschungen und Beobachtungen des Sprechens und

Verhaltens von autistischen Kindern [1–4, 6–7, 14–19 u. a.] zeigen, als „egozentrisch" qualifiziert werden, d. h. dem Inhalt und der Form nach diesem Typus des Sprechens zugeordnet werden. Jean Piaget entdeckte und beschrieb in seinen Forschungen, wenn auch kurz und knapp, so doch die paradoxe Funktion des egozentrischen Sprechens: Einerseits ist es vom Kind als Botschaft nach außen gerichtet (von daher gerade die methodisch reichen Formen des kollektiven Monologes, der Mitteilung seiner Schwierigkeiten, Gefühle und Herausforderungen an die Umgebung), andererseits ist es an sich selbst gerichtet und stellt somit ein Mittel zur Regelung seines Verhaltens (einschließlich seines Befindens zur Beruhigung und zum Abbau von Ängsten) dar. Der Form nach ist das egozentrische Sprechen zudem noch „leicht" sozialisiert, während es dem Inhalt nach schon autistisch ist, d. h. eine geballte persönliche Thematik, Semantik und Syntax aufweist. Die Nuancen und Besonderheiten des [egozentrischen] Sprechens, insbesondere, wenn sie in Inhalt und Form modifiziert (leise oder laut, abhängig von der Entfernung zu einem möglichen Ziel der verbalen Kommunikation, an sich selbst gerichtet, vor sich hin gemurmelt, inhaltlich reduziert[18], in

---

[18] Es scheint, dass Berhard J. Schmidt Erwachsene und Psychologen in seinen Büchern [34–36] dazu auffordert, gerade diese Form des Sprechens besonders aufmerksam in den Blick zu nehmen, wenn er von der Suche nach einer gemeinsamen Sprache mit dem Autisten spricht. Dem ist uneingeschränkt zuzustimmen: In dieser Form des Sprechens ist keineswegs weniger Wertvolles enthalten als in der gewöhnlichen dialogischen Form hinsichtlich der Indikation, der Reflexion der bereits ausgeprägten und sich noch entwickelnden Orientierung des Kindes, seiner Bedürfnisse, Wünsche, Mittel, Möglichkeiten, emotionalen Charakteristika usw. Sie ist der eigentliche Schlüssel zum Verständnis des aktuellen und sich entwickelnden Bewusstseins und Geisteszustands des Kindes. Ohne

Form eines Befehls oder einer Beschwerde, als verbale Stereotypen, reduziert, um den Kontakt zum Partner eines bedingten Dialogs der Echolalie aufrechtzuerhalten usw.) daherkommen, setzen ihre Monolog-Dialog-Funktion fort, wenn auch in einer stark reduzierten Form.

Für Piaget ist das egozentrische Sprechen eines sich normal entwickelnden Kindes die Übergangsstufe vom Autismus zur Logik, vom Intim-Individuellen zum Sozialen; für Vygotskij hingegen stellt es die Übergangsform vom äußeren zum inneren Sprechen, von einer sozialen zu einer individuellen Sprache, mitunter auch zum autistischen Sprechdenken dar [9]. Nach Vygotskij sind der „Egozentrismus, der Zwang und die Zusammenarbeit [...] die drei Richtungen, zwischen denen das sich entwickelnde Denken des Kindes beständig hin- und herschwankt und mit denen das Denken des Erwachsenen mehr oder weniger verbunden ist, je nachdem, ob es autistisch bleibt oder ob es in diesen oder jenen Typ der Organisation der Gesellschaft hineinwächst (Piaget 1932, S. 55–56)" [9, S. 107]. Unserer Ansicht nach hat die internationale Psychologie seinerzeit diese wichtigen Ideen außer Acht gelassen. Die ganze Aufmerksamkeit konzentrierte sich damals auf den Inhalt der Symptomatik von Autismus, nicht aber auf das Verständnis dessen, wie die Entwicklung, oder besser gesagt, die Verzerrung der Entwicklung, damit beginnt, die Symptomatik aus den „Bausteinen" der normalen Entwicklung zu erzeugen. Die ursprünglich auf Wilhelm Wundt (1832–1920) zurückgehende atomare Leidenschaft der analytischen Psychologie zu vereinfachten Erklärungsmodellen, zu einem direkten Zusammenfallen von Ursache und Wirkung in einem einzigen

---

Berücksichtigung von Form und Inhalt des egozentrischen Sprechens, kann die eigentliche Bedeutung der Äußerungen des autistischen Kindes unmöglich erschlossen werden: Es müssen jedes Mal speziell Kontext und Diskurs des egozentrischen Sprechens beschrieben werden.

erklärenden Syllogismus, hat im Falle des Autismus mit unserer Wissenschaft ein schlechtes Spiel getrieben. Die Vereinfachung der Ursachen, die Minimierung der betrachteten Grundlagen, die Reduktion zum „Einfachen" – das ist wie im Puppentheater nur auf die Puppen zu achten, die auf die Hand aufgesteckt sind, die Hand selbst aber, die die Puppen steuert, nicht wahrzunehmen.

Zur Veranschaulichung versuchen wir eine der bedeutendsten Verallgemeinerungen von Bruno Bettelheim (1903–1990) zu betrachten, der viel praktische Erfahrung in der psychotherapeutischen Arbeit mit autistischen Kindern sammeln konnte [4]. Es ist leicht zu bemerken, dass – relativ gesehen – sein Konzept und seine ganze heuristische Praxis, so wichtige Fragen wie die Entwicklung des Kindes und den Autismus betreffend, buchstäblich in einigen wenigen Denkschritten auf ein einfaches und unkompliziertes Model hinauslaufen. Bettelheim schreibt: „Was wir herausfinden müssen, sind die einzelnen Schritte, aus denen sich eine derartige Interaktion zusammensetzt. Wir müssen versuchen, Fragen zu beantworten wie die folgenden: Welche spezifische Reaktion auf welches spezifische Ereignis führt nicht zur Neurose, sondern zum Autismus? Wie sind die spezifischen intrinsischen Determinanten des Säuglings beschaffen, die zum Autismus prädisponieren anstatt zu irgendeiner anderen Art von Kindheitsschizophrenie – oder aber zu überhaupt keiner Krankheit? Da jegliche Persönlichkeitsentwicklung, sei sie nun normal oder anormal, aus einem Wechselspiel zwischen gegebener Erbanlage und gegebenen Umweltbedingungen resultiert, ist die Behauptung, daß dieses Wechselspiel den Autismus bewirke, eine Binsenweisheit – es sei denn, man vertritt die einfache Hypothese, wonach Autismus hauptsächlich oder ausschließlich auf einen organischen Defekt *sui generis* zurückzuführen sein soll. Aber auch damit ist die Frage nicht beantwortet, die da lautet: Wie ist die spezifische Erbanlage und wie ist der spezifische Umweltfaktor beschaffen, die beide, indem sie interagieren, zum Autismus führen? Auf alle Fälle haben wir allen Grund, die Angeborenheit des Autismus in Frage zu stellen – zumindest so lange man ihn nicht an Neugeborenen beobachtet hat, noch bevor die mütterliche Pflege irgendwelchen Einfluss hat ausüben können; oder so lange seine Organizität nicht belegt ist anhand objektiver neurologischer Befunde oder anderen unwiderlegbaren Beweismaterials" [4, S. 525].

Die Faszination der psychoanalytischen Symbolik, der behavioristischen Simplifizierung, der kognitivistischen „Evidenz" und anderer konzeptueller „Vorteile" kann indes dem Wissenschaftler die leicht zu bemerkende Tatsache nicht verbergen – die Bernhard Schmidt in seinem Aufsatz und in seinen Büchern fast wie ein Axiom heraushebt –, dass es keine einheitliche Theorie des Autismus gibt. Tatsache ist aber auch, dass es zugleich keine einzige einheitliche psychologische Theorie gibt, da jene Umstände, auf die in den 1930er-Jahren Lev S. Vygotskij in seinem weitblickenden Werk „Die historische Bedeutung der Krise der Psychologie" (1927) hingewiesen hat, immer noch aktuell sind: der Empirismus, Mechanizismus und Reduktionismus, die Subjektlosigkeit, die Reaktivität, das Fehlen einer methodologischen Reflexion, eines Prinzips der Entwicklung und schließlich das Fehlen einer gemeinsamen Wissenschaftssprache (Terminologie).[19] Eine solche

---

[19]

Statt dieser Grundlagen sehen wir die gegenwärtige Übermacht statistischer Methoden, die im Grunde eine ohnmächtige Bestätigung dessen darstellen, dass wir die Ursachen bislang weder im Experiment noch in Untersuchungen festgestellt haben, indes aber bereit sind, den quantitativen

einheitliche Theorie wird – nach unserer Prognose – auch nicht auf der Basis der vorhandenen psychologischen Theorien gewonnen werden können, da ein einfach strukturierter erklärender Syllogismus nicht in der Lage ist, die ganze Vielfalt der zu berücksichtigenden Relationen zwischen Autismus, der Herausbildung einer autistischen Störung und autistischen Zügen bzw. Verhaltensweisen zu umfassen. Das Thema Autismus, die Fragestellung, wo sich die komplexen Prozesse der Entwicklung von Persönlichkeit, Familie, sozialem Umfeld, Gesundheit, Bildung, Erziehung usw., des organisch und des sozial Bedingten überschneiden, erfordert eine wahrhaft philosophische Kultur der Darstellung des Zusammenhangs und der „Getrenntheit" dieser Grundlagen. Nur so kann man angemessen und im Wesentlichen die vielschichtigen Entwicklungstrends all dessen, was mit Autismus zu tun hat, in einer Hierarchie beschreiben. Beim Versuch, wiederzugeben, was in der psychologischen Theorie im Allgemeinen und in der Autismus-Theorie im Besonderen geschieht, muss man zwangsläufig zu erstaunlichen Verallgemeinerungen gelangen. Die höchsten Errungenschaften der deutschen klassischen Philosophie, die unserer heimischen traditionellen Psychologie durch den Marxismus[20] in Fleisch und Blut übergegangen sind, haben die allgemeine Kultur des psychologischen Verständnisses und der psychologischen Erklärung angehoben,

---

Methoden der Bewertung und dem Vergleich einiger empirischer Daten vollkommen zu vertrauen.

[20] Mit inbegriffen seine inkonsequente Auslegung des antithetischen Paares des „Materiellen" und „Ideellen" mit ihrer offensichtlich ideologischen Schlagseite zugunsten der ersteren Grundlage. Dies hat die Forscher gezwungen, Handeln, Denken und Emotionen ständig aus materiellen Ursachen „herzuleiten" und dabei im Grunde den vorhandenen Vorteil eines systemischen Verständnisses des untersuchten Gegenstands aufzuheben.

die Gedankenschritte unserer Untersuchungen systematisiert und uns ermöglicht, die soziale Determination, die individuelle Willkür des Handelns und die anatomisch-physiologischen Grundlagen der Funktionsweise der menschlichen Psyche – in anderen Wissenschaftstraditionen vollkommen undenkbar – miteinander zu verbinden. Begriffe wie „Tätigkeit", „Wirkung", „Bewusstsein", „soziale Daseinsweise", „Vermittlung", „kulturelle Determination", „Interiorisierung" [bzw. „Internalisierung"], „höhere psychische Funktionen", die Grundprinzipien der Aktivität, der Entwicklung, die Überwindung des Postulats der Unmittelbarkeit u. a. nahmen durch Lev S. Vygotskij, Aleksej N. Leont'ev (1903–1979), Aleksandr R. Lurija (1902–1977), Pëtr Ja. Gal'perin (1902–1988), Daniil B. Ėl'konin (1904–1984) u. a. in komplexeren Erklärungsmodellen Gestalt an. Nicht mehr die quantitativ-statistische, sondern die qualitative Analyse und umso mehr die Synthese von experimental-genetischer und formender Methode, die Handlungsweisen unter Ausnutzung der sozialen Mittel und Beziehungssysteme modelliert[21], machten es möglich, verschiedene psychologische Phänomene auf einer höheren Ebene mehrschichtig zu deuten und zu erklären.

Die ideologischen Voraussetzungen der dialektischen Philosophie erwiesen sich als wahrhaft produktiv und nur die ideologischen Bedenken, des Idealismus bezichtigt zu werden, erlaubten den Forschern nicht, mit Bestimmtheit zu behaupten,

---

[21] Gegenwärtig kehrt diese Methode in die Psychologie unter Begriffen und im methodischen Rahmen von „Interventions"-Experimenten zurück. Generell klingt der Begriff der „Intervention" offenbar infolge verschiedener historischer Ideologeme in den Ohren eines russischen Wissenschaftlers fast unmöglich. Höchstwahrscheinlich wäre es besser, ihn mit „formendes" oder „Lehrexperiment", im äußersten Fall mit „natürliches Experiment" zu übersetzen.

dass die individuelle Psyche [im Grunde] die auf eine eigentümliche und persönlich originelle Weise angeeignete nahe Kultur (der Werte, Handlungsformen, Bedürfnissysteme, Kulturmittel, Rituale, Normen usw.) darstellt. Wie könnte man diese Ideen nun anwenden, um eine Theorie des Autismus zu konstruieren? Versuchen wir, ihr noch eine weitere Idee Lev S. Vygotskijs zugrunde zu legen, wonach die Pathogenese mit der qualitativen Originalität des Entwicklungsverlaufs beschrieben wird [10, 23]. Ausgangspunkt einer solchen Analyse wäre der „Primärdefekt". Ein Schädel-Hirn-Trauma oder jedes andere beliebige Entbindungstrauma, eine Infektion kurz vor, während oder kurz nach der Geburt, eine Intoxikation, Folgen einer Impfung, eine Schädigung der Augenanalysatoren, eine genetisch bedingte Unterentwicklung von Organen, eine somatische Erkrankung usw. – das sind eine Reihe möglicher organischer und funktionaler Ursachen, die beim Kleinkind eine psychische Störung in jeder beliebigen Phase seiner Entwicklung auslösen können. Die Kompensationsmöglichkeiten des Organismus und des Gehirns, die bedeutend sind und beim Kind als wahrhafter Schutzbrief hervortreten, sind in der Lage, die Schwere dessen, was da vor sich geht, einzuebnen, abzumildern und sogar zu verbergen, wenn aber diese Möglichkeiten zur vollständigen Kompensation nicht ausreichen (manchmal reichen sie aus, dann ahnen weder die Eltern noch die Fachärzte etwas von der fehlgelaufenen Entwicklung des Kindes), dann tritt der „Sekundärdefekt" auf.

Seine Gefährlichkeit besteht darin, dass neben der systemischen Unterentwicklung bzw. der Deformierung eine wesentliche Abweichung von der normativen Entwicklung geschieht. Beim Kind beginnt darunter gerade das zu leiden bzw. sich nicht zu entwickeln, was mit dem primären Defekt auf keine Weise zu tun hat, jedoch dessen indirekte Folge ist.

Gleich einem Schneeball nimmt die noch vor zwei Monaten verhältnismäßig einfach und kompensierbar scheinende Entwicklungsverzögerung des Kindes ab einem gewissen Zeitpunkt die qualitativen Merkmale einer [schwerwiegenden] Störung an, in deren Umlaufbahn der Zerstörung und Selbstzerstörung schon größer gewordene und werdende Einheiten der psychischen Orientierung des Kindes geraten: das Sprechen, die Willkür, die Motorik wie die Motilität insgesamt, das Beziehungssystem mit dem Erwachsenen u. a.[22] Wenn diese defekten oder deformierten psychologischen Neubildungen in der Regel als ganzes System in Erscheinung treten, kann man bereits von einem „Tertiärdefekt" sprechen, der die Persönlichkeit des Kindes als ganze betrifft und die Hoffnung auf Kompensation praktisch obsolet werden lässt. Die Entwicklung kann in diesem Fall nicht aufhören, sondern nur einen anderen, nicht-normativen Weg einschlagen.[23]

---

[22]

Hier stellen wir ein anderes Verständnis der Kausalität fest, als es heute in der empirischen Psychologie üblich ist, einschließlich in jenen Quellen, die Bernhard Schmidt kritisch untersucht hat [34–36]. Vielmehr können wir nach Mario Bunge [8] im Fall der kulturhistorischen Konzeption (KHK) statt von einer statistischen oder stochastischen, von einer dialektischen Determination sprechen. Und die Möglichkeiten dieses „methodologischen Bildes zusammen mit dem Entwicklungsprinzip" betreffen bereits den gesamten Problemkreis des Autismus: Die Quelle der Krankheit wird nicht länger nur außerhalb oder innerhalb des Subjektes der Krankheit gesucht, sondern in der Interaktion, sogar in der Entwicklungsgeschichte der Interaktion; die zeitliche Perspektive der Persönlichkeitsentwicklung des Kindes wird sichtbar, es eröffnen sich die qualitativen Übergänge zwischen den verwendeten kulturellen Mitteln, die Symptomatik hört auf, vorherrschend zu sein, sondern nimmt die fest stehende Bedeutung eines *Einzelmerkmals der Störung* an usw.

[23]

Man ist hier natürlich versucht, tragfähige Überlegungen zu den Unterschieden zwischen normativen oder nicht-normativen Tendenzen in der Entwicklung des Kindes anzustellen, doch der Umfang der Argumente

Einer der wesentlichen Aspekte des „Nicht-Normativen" ist die Unmöglichkeit, die in einer Kultur üblichen Formen und Weisen der Kindesentwicklung zu vermitteln, d. h. die Bewegung im Raum der dem Kind zugänglichen Kulturmittel (der Ziele, Werte, Normen, Regeln, Verhaltensmuster, Gebrauchsweisen von Kulturgegenständen, sprachlichen Ausdrucksweisen, des Wortschatzes und des Ausdrucks usw.). Direkte Kommunikation und objektive Tätigkeit sind an sich schließlich keine absoluten Werte, sondern temporäre Möglichkeiten für das Kind in Richtung Internalisierung der Kultur. Und wenn etwas verloren oder rückläufig ist (zum Beispiel im Zuge einer Hospitalisierung, eines längeren Aufenthalts des Kindes in einer staatlichen Bildungseinrichtung, in der Regel mit Unterbringung, im Fall einer chronischen körperlichen Erkrankung, einer familiären Krise u. Ä.), so können Varianten einer kompensatorischen Entwicklung vorhanden sein. Ist es möglich, im Fall einer nicht kompensierten Entwicklung zur Normalität zurückkehren? Dies ist eine Frage auf lange Sicht und für alle kommenden Generationen von Eltern und Fachleuten.

Autismus als Problem der Erziehung, der Kommunikation und Interaktion mit dem Kind

Die Atmosphäre in autistischen Familien atmete den Geist der Aufdringlichkeit.

Leo Kanner

---

bei einer solchen Aufgabenstellung erfordert die Darlegung in einem gesonderten Aufsatz. Halten wir hier nur fest, dass die Norm eine „kulturelle" Norm darstellt oder – wie es einmal die Mutter eines geistig zurückgebliebenen Jungen ausdrückte – dass „die Norm ist, wenn der Psychologe nicht notwendig ist".

Und schließlich noch eine Annahme, noch ein wichtiger Schritt in Richtung Prolegomena einer psychologischen Theorie des Autismus. In der Entwicklungspsychologie haben nur wenige Wissenschaftler außer Jean Piaget und die Vertreter der kulturhistorischen Konzeption (KHK) den Begriff „Plan der Kindesentwicklung" gebraucht [24, 13, 10 u. a.]. Der Hinweis auf den „Tertiärdefekt" konzentriert zudem die Aufmerksamkeit des Wissenschaftlers gerade auf die ganzheitliche Struktur des „Planes", der die bedürfnisorientierte Motivationssphäre, die kognitive und die emotional gesteuerte Willenssphäre zugleich in eins zusammenführt. Das Betrachten des Plans als ganzen ermöglicht es, sich der Logik der einzelnen Teilsymptome zu entziehen und das Wesentliche im Blick zu behalten. In einem solchen Verständnis hört beispielsweise die Hypersensibilität, die Bernhard Schmidt als spezifisches Symptom herausstellte, auf, ein einzelnes Merkmal zu sein, sondern wird systemisch. Der konkrete Verlauf, wie dies in jedem einzelnen konkreten Fall des frühkindlichen Autismus geschieht, überlassen wir einer weiteren Analyse; wir weisen lediglich darauf hin, dass sich – wie auch bei der Entwicklung einer Phobie – bei einer Hypersensibilität ein neuer Reaktionsplan herausbildet. Emotionalität, Erwartung und Angst gewinnen Macht über jegliche Form der psychischen Aktivität des Autisten und *kehren* den Inhalt des Planes einer normalen Entwicklung zu einem pathologischen *um*.

Unserer Ansicht nach kann der Begiff *décalage* [„Diskrepanz", „Kluft"], den Jean Piaget [24] hinsichtlich des Entwicklungsplans verwendete, um auf die „horizontale" Ungleichmäßigkeit der Entwicklung hinzuweisen oder auf die „vertikale" (wenn eine Kluft in den Fähigkeiten des Kindes vorhanden ist, des Wunderkindes beispielsweise, das zwar Geige spielen, aber seine Schuhe nicht zubinden kann oder nicht weiß, wie man sich im Laden beim Einkaufen benimmt), auch auf den frühkindlichen Autismus angewendet werden. Die ungleichmäßige Entwicklung, die bereits in der Phase der Herausbildung des „Sekundärdefektes" beginnt, erzeugt aus psychologischer Sicht eine ähnliche Situation. Das rasche Oberhandgewinnen der emotionalen Orientierung über andere Formen der Verhaltensregulierung ersetzt offenbar die Erfahrung des Verständnisses für das sozial Verträgliche. Wenn man die Entstehung von Autismus als Individualisierung im Verständnis von Vygotskij und *décalage* nach Piaget zusammenführt, dann ergibt sich die folgende Wirkung: Eine unreife Form der Orientierung wird sich in einer bedeutsamen Lebenssituation in einen die Entwicklung [insgesamt] hemmenden und bremsenden Faktor verwandeln. Und wenn vor diesem Hintergrund ein psychisch traumatisierendes Ereignis (Exzess) passiert und sich kein verständiger Erwachsener in der Nähe befindet oder keine geeigneten Mittel zur Überwindung oder ein Ausweg aus dem Trauma vorhanden sind, dann wird sich ein wahrhaft autistischer Verhaltens-Plan herausbilden.

Die allgemeine Einschätzung der konsultierenden Psychologen in Russland und Deutschland auf dem Gebiet der anomalen Entwicklung von Kindern [34–36] ist in etwa dieselbe: Autistische Kinder oder, genauer gesagt, Kinder mit Autismus-Spektrum-Störungen und einer unklaren Ätiologie nehmen sowohl quantitativ als auch prozentual in der Hierarchie der psychischen Störungen im Kindesalter zu. Natürlich sind die diagnostischen Möglichkeiten der Psychologen wie auch die Aufmerksamkeit, die man beliebigen Abweichungen von einer bedingten Norm zuwendet, heutzutage höher als noch vor 50 Jahren. Es gibt bei uns bestimmte kulturell bedingte Unterschiede im Verständnis der Ursachen von frühkindlichem Autismus, der diagnostischen Merkmale (Symptome, Syndrome, und auf der Grundlage von frühkindlichem Autismus als eigenständiger Störung sind bereits mehrere Syndrome u. a. entstanden). Der wichtigste Unterschied besteht jedoch darin, dass wir in unserer heimischen traditionellen Psychologie seltener dazu geneigt sind, den Zustand eines Kindes als autistisch zu bewerten, dafür aber unterschiedliche Stufen der emotionalen Störung anerkennen. Dies bringt uns vielleicht keine diagnostischen Vorteile, aber es bringt unsere Zurückhaltung mit der Diagnose „frühkindlicher Autismus" zum Ausdruck, die im Vergleich zur emotionalen Störung als verhältnismäßig schwer eingestuft wird.

Die nosologische Genauigkeit der Bestimmung und Bewertung von Symptomen, die so mühevoll von einer Gemeinschaft aus Psychiatern, Neurologen, Psychologen und Pädagogen (Defektologen) erarbeitet worden ist, kann bei der Charakterisierung der ätiologischen Aspekte der emotionalen Störung fast verloren gehen. Denn die Symptome von frühkindlichem Autismus oder einer ähnlichen Störung sind nicht gleichrangig, sondern eines kann durchaus durch ein anderes hervorgerufen werden. Das Problem liegt darin, dass viele objektiv entstandene Hürden unbemerkt im Hintergrund bleiben können, während subjektiv und deutlich emotional gefärbte beginnen, den klinischen Aspekt zu bestimmen. Zum Beispiel kann die Mutter schon in den ersten Lebenstagen die Aktivität des Kindes unwillkürlich unterdrücken, indem sie es auf bestimmte Weise auf die Fütterung einstimmt. In gleichem Maße problematisch (im Sinne der Erzeugung einer unangemessen emotionalen Reaktion des Kindes) können auch Hygieneverfahren (-system), An- und Auskleiden, eine körperliche Erkrankung und deren Behandlung u. a. werden. René A. Spitz (1887–1974) beschreibt solche Handlungen Erwachsener als „psychotoxische Einwirkung: Überfluss, Überdosierung einer Affektstimulation, die vom Elternteil ausgeht, das sich selbst in einer narzisstischen Falle befindet"

[37]. Sehr vieles vollzieht sich in einer dyadischen Interaktion nach der Logik der guten Absichten des Erwachsenen, wird jedoch nicht weiter überprüft, kontrolliert und erst gar nicht reflektiert. So können also erlernte Hilflosigkeit, eine negative Haltung gegenüber Nahrung und ein ambivalentes Verhältnis zu den Zärtlichkeiten des Erwachsenen schon im Anfangsstadium der Entwicklung im Babyalter auftreten.

Der Verkehr des Kindes mit dem Erwachsenen sollte natürlich nicht ausschließlich von der Umsetzung irgendeiner Kommunikationsfunktion her verstanden werden.

Kommunikation ist in jedem konkreten Fall eine Interaktion auf einer oder gleich mehreren Ebenen der Kultur. Ohne den Anspruch, einen erschöpfenden Überblick zu bieten, wollen wir wenigstens auf folgende unverzichtbare Reihe dieser Kulturebenen verweisen: die Wertebene, die emotionale, operationale und regulatorische Ebene. Auf jeder dieser Ebenen kann eine Desorientierung stattfinden: wenn Ursachen und Wirkungen vertauscht oder die Mittel zur Orientierung unterdrückt werden und die erlernte Hilflosigkeit den Willen des Kindes zum Handeln (einschließlich zur Aktivität oder Orientierung) lähmt. Wir betonen, dass es selbst in der Fachterminologie nicht so einfach ist, das vorliegende Phänomen zu beschreiben. Wenn wir beispielsweise von „Rückkoppelung" sprechen und damit einen durchaus bewährten physio-psychologischen Begriff gebrauchen, dann erfassen wir damit scheinbar nur einige Nuancen der Handlungen des Kindes, aber nicht alle. Und mehr noch [erfassen wir damit] nicht alle wesentlichen Nuancen, denn das Wesentliche besteht in der gegebenen Situation darin, dass das Elternteil sich nach den Handlungen des Kindes nicht nur mittels Beobachtung ausrichtet, sondern auch mittels seiner eigenen Handlungen, von denen eine ganze Reihe zweifellos mit speziellen Richtlinien für das Kind gekennzeichnet ist (zum Beispiel: *Ich möchte, dass du so machst*, aber: *Hier warte ich, dass du deinen Wunsch äußerst,* und: *Hier richte ich mich nach deinem Befinden* usw.). Diese Fähigkeit scheint natürlich und organisch zu sein und man muss sie scheinbar nicht eigens erlernen, dennoch ist gerade dies das *Verstehen*, wenn der kulturelle Code sowohl erklärt, gezeigt und entfaltet wird wie auch Gegenstand einer speziellen Analyse und Verallgemeinerung wird. Die Übereinstimmung der Wünsche, Einschätzungen und Haltungen sind das Ergebnis einer langwierigen gegenseitigen psychologischen (d. h. jedem der Partner Orientierung verleihende) Therapiearbeit (der Kommunikation und der Interaktion) von Kind und Elternteil.

Dabei ist dieses ganze System „Kind – Elternteil" eine bewegliche und dynamische Dyade. Die Entwicklungsphasen des Erwachsenen im Leben des Kindes durchlaufen bestimmte teleologische Etappen: Ziel, Mittel und Ergebnis – d. h., Stellung und Rolle des Erwachsenen verändern sich ständig und dementsprechend verändern sich auch die Mittel des Kindes. Diese Mittel eignet sich das Kind gerade im Austausch mit dem Erwachsenen an. Dies geschieht auf ziemlich einfache Weise: Ist einmal ein Orientierungspunkt gegeben, also ein Mittel zur Beeinflussung des Erwachsenen, geschieht nach dem Maß seiner Operationalisierung (der Automatisierung seines Gebrauchs) seine Gerinnung, Reduzierung und sein Verschwinden aus dem kindlichen Bewusstsein; das Mittel fährt indes fort, weiter zu wirken, indem es für den außenstehenden Beobachter nur noch unterschwellig Orientierung verleiht. Offensichtlich meinte Bernhard Schmidt dieses Entwicklungsstadium des Mittels und seinen geronnenen Inhalt, als er die unbewussten Mittel der Kommunikation beschrieb. Es ist interessant, dass eine solche Dynamik nicht nur im Falle der normalen Entwicklung, sondern auch in der gestörten (autistischen) auftritt [15, 18].

Wie soll man Autismus therapieren?

Liebe allein genügt nicht.
Bruno Bettelheim

Der kritische Charakter der von mir und Bernhard Schmidt verfassten Aufsätze kann über eine solch bemerkenswerte Tendenz wie das verminderte Interesse an Theoriebildung im Bereich der Psychologie des Autismus und die Konzentration auf die praktische [therapeutische] Arbeit mit konkreten Autisten nicht hinweggehen. Natürlich ist die theoretische Position in der praktischen Methode stets immanent vorhanden. Aber heute geraten (im Vergleich zur jüngsten 30 bis 40-jährigen Vergangenheit) in den Wirkungskreis einer solchen Therapiearbeit, die bereits individuell auf die „unversehrten Glieder" ausgerichtet ist (und man möchte sagen: endlich!), außer Mama und Papa, die formal die Mission der Elternschaft erfüllen, auch spezielle Kontaktpersonen (andere Verwandte, Brüder und Schwestern, Kindermädchen u. a.) wie auch bedeutende Aspekte der Umgebung (spezifische gemeinsame Aktivitäten, Zubehör zur Kinderbetreuung, Momente des Dialogs und der Beziehung, emotionale Reaktionsmuster usw.). Wenn dies also früher für die psychologische Analyse Nebensächlichkeiten und Details waren, so ist jetzt die Zeit dafür gekommen, wo diese Nebensächlichkeiten begonnen haben, sich zu erstaunlichen und zuweilen unvorhersagbaren Strukturen zu verbinden, Allianzen zu bilden und den sich selbst generierenden Formen des elterlichen Verhaltens, wie zum Beispiel der Hysterie, dem Narzissmus, der Infantilität u. a., zu widerstehen (das Kind umzuorientieren). Führen wir zur Illustration einige Beispiele aus der Beratungspraxis für solcher Art Erziehungsstile für verschiedene Kindheitsabschnitte mit hoher Risikowahrscheinlichkeit für die Entstehung emotionaler Probleme des autistischen Spektrums an:

Die fast schon klassische moderne Didaktogenie: pädagogische Spitzfindigkeiten der Eltern; der Vater hat sich aus der Versorgung und Pflege des Kindes zurückgezogen, die didaktische Mutter hat die Zügel der Erziehung fest an sich gezogen; das Kind ist 2,8 Jahre alt. In dem Bemühen um eine gute Hygiene wäscht sie dem Kind den Kopf, nicht ohne dass dabei Wasser in die Augen des Kindes gelangt. Auf seine emotionale Reaktion hin antwortet sie mit fast täglichem Waschen des Kopfes unter gleichbleibendem Protestgeschrei des Kindes, in der Meinung, so einen „Mann heranzuziehen, der das Wasser nicht scheut". Binnen drei bis vier Monaten nach diesem Vorfall, nachdem ein Neurologe zur Beratung und sogar ein Psychiater zur Untersuchung hinzugezogen wurden, kam das Kind zu uns mit einer ganzen Reihe von handfesten Symptomen einer emotionalen Störung, die bereits autistische Züge annahm (Fehlen des Blickkontaktes, Fehlen der Bindung an die Mutter, Unangemessenheit der emotionalen Reaktion, Mutismus, Auftreten von Stereotypien).

Einen weiteren Fall nannten wir mit Vorbehalt „übereifrigen Konformismus", obwohl ihm eher eine zwanghafte Persönlichkeitsstörung der Eltern zugrunde lag: Die Mutter eines Jungen von 9 Jahren folgt strikt den anerkannten sozialen Normen (wie *man* das macht und was *die Leute* sagen), ohne den eigentlichen Sinn dieser Normen und das Kind selbst zu verstehen. Der Vater ist „schwach" und nimmt am Familienleben so gut wie nicht teil. Die Mutter trägt ständig ihr Gekränktsein zur Schau, d. h. es geschieht eine demonstratives Interagieren mit dem Kind nach Spielregeln, die es nicht kennt. In den letzten drei Jahren war die Mutter fanatisch in einer religiösen Gemeinde engagiert und versuchte auch ihren Sohn in die Gemeindearbeit miteinzubeziehen, indem sie von ihm eine tiefe Religiosität einforderte. Beim Kind sind nun Anzeichen einer Hebephrenie, selbststimulierendes Verhalten (*stimming*) zu beobachten; in der Schule hat es einen starken emotionalen Ausbruch des Kindes gegeben, sodass die Schule die Frage aufwarf, ob der Junge überhaupt eine normale Bildungseinrichtung besuchen könne.

Ein fünfjähriges Kind leidet an einer chronischen Erkrankung (einem genetischen Darmdefekt) und hat schon einige chirurgische Eingriffe hinter sich. Es besteht ein Sprachproblem (leichtes Stottern); bezüglich der Kommunikation mit Erwachsenen und Gleichaltrigen durchlief das Kind eine behavioristische kognitive Verhaltenstherapie (Korrektion), die auf die schrittweise Herausbildung von Kommunikations- und Interaktionsfähigkeiten abzielte (wenn eine Handlung in kleine Abschnitte zerlegt wird, die dann additiv abgearbeitet werden). Nach dieser „Korrektion" traten bei dem Kind vermehrt Stereotypien und unangemessene Affekte auf und es fing bereits bei beliebigen geringen Anlässen an zu weinen.

Ungeachtet der Unterschiedlichkeit der Fälle ist es verfahrensmäßig möglich, grob drei Phasen der psychotherapeutischen Arbeit anzugeben, wobei das strategische Ziel der Korrektion die Entfaltung einer normalen Entwicklung des Kindes ist.[24] In der ersten Phase, in der wir nur

---

[24] In erster Linie ist hier die Entfaltung einer normativen „leitenden regulatorischen Aktivität" (in Übereinstimmung mit der Konzeption von Daniil

den Kontakt mit dem Kind aufnehmen, untersuchen wir (Kinder mit Zerebralparese, neurologischen Störungen, unbestimmten Folgen einer Impfung u. a.) und stellen die wesentliche Abweichung von der Norm fest. Die psychotherapeutische Arbeit in diesem Stadium basiert ganz auf der Methode von Aleksandr R. Lurija „mit Schwerpunkt auf den unversehrten Gliedern" [21, 22, 32, 33]. Durch ein weit aufgespanntes Diagnosenetz – in dem wir die gesamte uns bekannte Palette von Mitteln und Methoden der Diagnostik einer Fehlentwicklung des Kindes einsetzen – stellen wir sein grundsätzliches Entwicklungspotenzial fest. Dies ist eine sehr mühevolle und harte Arbeit, weil ein Ansprechen des Kindes mit frühkindlichem Autismus auf eine erste Untersuchung mitunter so unwahrscheinlich ist, dass man nur geduldig abwarten kann, indem man verschiedene Formen der Aktivität absteckt und in Gang bringt und dabei eventuell auf sein Gegeninteresse oder andere Zeichen seiner Aufmerksamkeit und emotionalen Beziehung stößt. Dabei hilft uns ein weiterer wesentlicher Begriff und dementsprechend das methodische Arsenal der kulturhistorischen Konzeption (KHK): die „Zone der nächstliegenden Entwicklung" (ZNE) [10, 16–19]. Die einfachste Beschreibung der ZNE ist das, was ein Kind mit einem Erwachsenen tun kann, d. h. nicht bloß in der Kommunikation und bedingten Interaktion, sondern in einer *gemeinsamen Tätigkeit* – und dies ist für die psychologische Beschreibung des Zustands des Kindes grundlegend. Im Verlauf dieser Zusammenarbeit werden die Normen der Beziehungen, die Ziele und Mittel der Interaktion und ihr Ergebnis vom Kind durch Internalisierung angeeignet.

B. Él'konin [20, 27–30]) gemeint. Wenn eine erhebliche Verzögerung in der psychischen Entwicklung vorliegt, verwenden wir die nach Möglichkeit zugänglichen Arten der leitenden regulatorischen Aktivität, indem wir durchaus die „Zone der nächstliegenden Entwicklung" (ZNE) betreten.

Und noch ein weiterer Begriff – die „soziale Situation der Entwicklung" (SSE) – kennzeichnet das für jedes Alter spezifische System des Verhältnisses des Kindes zu einem engen Kreis von nahen Bezugspersonen. Wenn die Herausbildung einer autistischen Störung auf der Grundlage einer bestimmten SSE erfolgt ist, dann bedeutet, diese „unberührt" und in einem im psychologischen Sinne „unbearbeiteten" Zustand zu belassen, die Lage zur Aussichtslosigkeit zu verurteilen. Der Autismus vergeht nicht von selbst, unter anderem deshalb, weil die pathologische Entwicklung zumindest teilweise durch das soziale Umfeld festgelegt ist. Eine Korrektur der SSE, sogar die elementarste Aufklärung der Familienangehörigen und Geschwister, der gemeinsame Rückhalt bei den „unversehrten Gliedern", die Veränderung des emotionalen Vorzeichens der SSE usw. – all dies kann die Situation qualitativ verändern, wie eine Vielzahl von Beispielen zeigt [1–4, 14–19]. In der zweiten und dritten Phase der psychotherapeutischen Arbeit ist es notwendig, die produktivsten Formen der Zusammenarbeit anhand der „unversehrten Glieder" festzustellen und nach dem Maße der Entfaltung von Neubildungen auch die Teilnehmer der SSE in die Interaktion mit dem Kind (bei unmittelbarer Mitwirkung des Psychologen) mit einzubeziehen. Dieses Vorgehen bereitet im Weiteren das „Hineinwachsen" des Kindes in die veränderte SSE vor, obwohl dies – wie hier eigens anzumerken ist – nicht immer möglich ist.

Das Verhalten des Erwachsenen kann und spiegelt in der Regel auch komplexe verborgene Aspekte der Persönlichkeit und eigenen Prägung wider, wie die „Unerwünschtheit" des Kindes, die „Betreuung des Kindes statt der eigenen Karriere", die „Selbstverwirklichung im Kind" u. a. Die generelle Ablehnung des Kindes oder einzelner Momente seines Verhaltens (Zustands), eine negatives oder unbestimmtes

Reagieren auf seine Handlungen (umso mehr aus vor dem Kind verborgenen Gründen), die Unfähigkeit des Elternteils zur Reflexion und Dezentration, d. h. zum Verstehen dessen, dass das neugeborene und heranwachsende Kind Leben und Persönlichkeit des Elternteils grundlegend verändern wird – all dies sind ernst zu nehmende Anzeichen für künftige Probleme [25]. Sobald der Dialog zwischen dem Kind und dem Erwachsenen aufhört, ein solcher zu sein und zum Monolog wird, verliert das Kind die gesamte Struktur seiner Orientierung in der Welt: von der bedürfnisorientierten Motivationssphäre, über die kognitive bis hin zur emotional gesteuerten Willenssphäre. Insbesondere das Aufgeben des Handelns ist, wie Bruno Bettelheim [4] annahm, ein Unterscheidungskriterium zur Erkennung von Autisten. Dies ermöglicht uns, die Stereotypien aus einem anderen Blickwinkel zu betrachten: In der Tat ersetzen die Stereotypien beim zum Autismus neigenden Kind die Handlung.

Der wichtigste Aspekt dieser Orientierung des Kindes ist, wie Bernhard J. Schmidt im vorangehenden Aufsatz schrieb, seine Motilität und Agilität. Der Verlust der Orientierung, ihr Zusammenbruch, die Orientierungslosigkeit, die infolge eines traumatischen (psychotraumatischen) Ereignisses auftritt, kann bei einer Dekompensation in geronnener und reduzierter Form eine ganze Palette von Versuchen in sich bergen, die Orientierung wiederherzustellen: animistische Ansätze von Handlungen, Trotzigkeit, Zwanghaftigkeit u. a. Das qualitative Spezifikum des Zusammenbruchs der Orientierung führt dazu, dass die Entwicklung von der Hauptlinie der Kulturvermittlung abweicht, zum Erliegen kommt, gerinnt, abdriftet und verzerrt wird. Das Aufgeben des Handelns, der Rückzug in sich selbst, die Entwertung der Außenwelt als unfähig, den eigenen Standpunkt aufzunehmen oder zumindest, sich nach den eigenen Wünschen zu verändern – dies ist im eigentlichen

Sinne die Entwicklung einer autistischen Störung. Die normative Entwicklung ist im Gegensatz dazu das Ergebnis einer produktiven Überwindung der Widersprüche, wenn das Kind sich die entsprechenden kulturellen Mittel angeeignet hat und sie nun aktiv anwendet. Eine Variante der anormalen Entwicklung ist mit dem Konservieren von Mitteln und dem Verzicht auf Handeln verbunden oder mit der Aneignung entweder aggressiver oder demonstrativer Mittel – in der autistischen Variante von Mitteln des „Herausfallens" aus einem unzugänglichen oder verhassten Sozium. Doch in keinem der Entwicklungsaspekte gibt es ein absolut sicheres Kennzeichen: Alles ist im Fluss begriffen, alles verändert sich. Ein gestern noch vorhandener Orientierungspunkt für eine negative emotionale Reaktion kann sich heute schon zu einem Ausmaß von Angst, Panik oder Aggression zuspitzen, kann aber auch beginnen, die Situation zur Norm hin zu verändern. Gerade deshalb richtet sich der „lieb gewonnene Eklektizismus", der bei der Wahl der Ausrichtung, der Mittel und Methoden der psychotherapeutischen Arbeit mit Autisten stattfindet, nach den Symptomen und nicht nach der Ursache der Entstehung von Autismus. Und so funktioniert er auch!

Zu den bekannten Phänomenen des kindlichen Denkens nach Jean Piaget (Synkretismus, Animismus, Artifizialismus, Egozentrismus u. a.), die die kindliche Entwicklung betreffen [24], können wir eine ordentliche Liste von psychosomatischen (z. B. selektive Essstörung), hygienischen, kommunikativen, emotionalen usw. Auffälligkeiten hinzufügen, von denen jede wiederum eine Liste von Autismus-Symptomen anführen kann. Beispielsweise ist die normative, emotional annehmbare, „erfolgreiche" Allianz mit dem sozialen Umfeld dieses Mal bei diesem Kind nicht zustande gekommen – bedeutet dies dann, dass die Liebe diesem Kind überhaupt nicht zugänglich ist? Die Rituale beim Füttern, das Vorgehen beim Anziehen, die

Methoden der Kommunikation und der Unterstützung des Kindes – ja alle Handlungen des Erwachsenen in Bezug auf das Kind können ohne Ausnahme sowohl entwicklungsfördernd als auch entwicklungshemmend oder -verzerrend wirken. Der Kontakt, die Rückmeldung, die emotionale Annahme – alles Wesentliche in der Kind-Eltern-Beziehung kann zum zweischneidigen Schwert werden: sowohl die Entwicklung unterstützen als auch sie zum Autismus hin verzerren. Für die Bildung einer emotional problematischen, unkompensierten Reaktion kann manches Mal eine einzige emotionale Äußerung des Elternteils ausreichen, um bei dem Kind Angst und eine unangemessene „Antwort", verbunden mit der Erwartung einer Wiederholung des Vorfalls hervorzurufen. Der emotionale Ausdruck ändert sich rapide und dies ist leicht aus dem sich rasch entwickelnden Dissoziationsverhalten sogar eines durchaus gut umsorgten zweijährigen Kindes beim ersten, zweiten und dritten Gang zur Kindertagesstätte zu ersehen.

Halten wir einige kurze Schlussfolgerungen unserer Überlegungen fest: Trotz der Unterschiede in den Formen des Autismus, die natürlich berücksichtigt werden müssen, findet in jedem konkreten Fall eine Verzerrung der Entwicklung statt, die zum Zeitpunkt der psychologischen Untersuchung des Kindes in der Regel einen fundamentalen und qualitativ einzigartigen Verlauf nimmt. Wahrscheinlich ist es fast unmöglich, das belastende Ereignis genau zu bestimmen, mit dem die Pathogenese beginnt. Dies kann ein Ereignis während der Schwangerschaft sein, das Risiko des Verlustes des Kindes während der Schwangerschaft, eine finanzielle Herausforderung für die Familie und das Aufkommen des Zustandes einer ungewissen Zukunft, [berufliche] Unsicherheit, ethisch-moralische Konflikte, die nicht mit konventionellen Mitteln und Methoden gelöst werden können usw. Die „Antwort" der künftigen Mutter kann ein starkes Stresserlebnis der eigenen

Handlungsunfähigkeit und persönlichen Unzulänglichkeit usw. sein. Die offensichtliche Folge des endokrinologischen Zusammenklangs einer solch heftigen Erfahrung hinterlässt ihre Spur im Immunsystem (Schwächung der Immunabwehr). Das Kind ist bereits in diesem Moment – weit jenseits der Zweierbeziehung mit der Mutter und ohne natürlich irgendetwas zu verstehen – in das Beziehungssystem mit einbezogen.

Auf der Grundlage des (organischen, funktionellen, psychogenen usw.) Primärdefektes entsteht ohne Kompensation eine ganze Reihe von Sekundärdefekten und in der Folge bildet sich als Tertiärdefekt ein ganzer Plan anormaler Entwicklung, der in erster Linie als *décalage* zu bezeichnen ist, d. h. als tiefer Riss in den Elementen des Plans der abnormen Entwicklung des Kindes, hervorgerufen durch eine komplexe organische und psychische Traumatisierung des Kindes in einem seiner Entwicklungsstadien. Die Emotionalität sogar des Kleinkindes ist eine außerordentlich wirksame Waffe. Die Menschen entdecken ihre Kraft und Bedeutung erst in der zweiten Hälfte ihres Lebens, als Eltern eines Kleinkindes jedoch können sie davon auch nichts ahnen. Eine gestörte Emotionalität verhindert die Orientierung, deshalb sind die Störung der Sozialisation, Kommunikation und Einbildungskraft (und hier könnte eine lange Aufzählung komorbider Symptomatik bei Autismus angefügt werden) die [unausbleibliche] Folge.

Eine harmonische Synthese der Entwicklungsgrundlagen und klinisch-psychologischer Prinzipien des „Stützens auf die unversehrten Glieder" ist in der Lage, das autistische Kind das Terrain der Entwicklung unter Ausnutzung der Möglichkeiten der Kultur betreten zu lassen und die Psychologie aus ihrer historischen Krise herauszuführen. Im Autismus begegnet die Psychologie als ganze der mächtigen Herausforderung einer psychisch desorganisierten Wirklichkeit. Unsere Aufgabe ist es, darauf eine wirksame Antwort zu finden.

Literaturangaben

[1] Happé, Francesca (1995): Autism: An Introduction to Psychological Theory. Cambridge, MA (Psychology Press / Havard University Press) 1995

[2] Bašina, V[era] M[ichajlovna] (1999): *Autism v detstve* [Autismus in der Kindheit]. Moskau (Medicina) 1999, 101 S.

[3] Bašina, V[era] M[ichajlovna] / Simaškova, N[atal'ja] V[alentinovna] (1990): *Osobennosti rečevych rasstrojstv u bol'nych s rannim detskim autismom éndogennogo genesa* [Besonderheiten von Sprachstörungen bei Patienten mit frühkindlichen Autismus endogener Genese], in: *Žurnal nevropatologii i psichiatrii* [Zeitschrift für Neuropathologie und Psychiatrie], Nr. 8 (1990), S. 60–65

[4] Bettelheim, Bruno (1967): The Empty Fortress: Infantile Autism and the Birth of the Self. New York (The Free Press), London (Collier-Macmillan Limited) 1967; deutsch: Die Geburt des Selbst. The Empty Fortress. Erfolgreiche

---

[25] Die russischsprachigen Übersetzungen wurden hier durch die englisch- oder deutschsprachige Originalliteratur ersetzt, woraus auch die wörtlichen Zitate im Text entnommen wurden, soweit Seitenzahlen angegeben waren. (Die Angaben der Seitenzahlen bei den Zitaten im Text weichen deshalb vom russischen Original ab!) Ist ein russischsprachiges Werk in deutscher oder englischsprachiger Übersetzung erschienen, wurde dieses für den deutschsprachigen Leser hier angeführt. Bei den russischsprachigen Werken, die nicht in Übersetzung im Ausland erschienen sind, sind die Autorennamen und Titel hier mit internationaler Transliteration wiedergegeben und die Titel in [eckigen Klammern] ins Deutsche übersetzt. Die Personennamen wurden ansonsten so übernommen, wie sie in der jeweiligen Sprache auf den Buchdeckeln angegeben waren, deshalb erscheint ein und derselbe russische Name hier in verschiedenen Schreibweisen (Anm. d. Ü.).

Therapie autistischer Kinder. München (Kindler) 1977; Frankfurt a. M. (Fischer) 1983, 1995

[5] Bleuer, Eugen (1921): Das Autistisch-Undisziplinierte Denken in der Medizin und seine Überwindung. Berlin (Julius Springer), 2. verbesserte Auflage 1921; ⁵1962, 5. Neudruck (mit einer Einleitung von Manfred Bleuler) 1985

[6] Bowlby, John (1969): Attachment (= Attachment and Loss, Bd. 1). New York (Basic Books) 1969, ²1999; deutsch: Bindung – Eine Analyse der Mutter-Kind-Beziehung. München (Kindler) 1982

[7] Bowlby, John (1979): The Making and Breaking of Affectional Bonds. London (Tavistock Publications Limited),1979; Abingdon, OX; New York (Routledge) ²2005; deutsch: Das Glück und die Trauer. Herstellung und Lösung affektiver Bindungen. Konzepte der Humanwissenschaften. Übersetzung aus dem Englischen von Klaus Schomburg und Sylvia M. Schomburg-Scherff. Stuttgart (Klett-Cotta) ⁵2014

[8] Bunge, Mario (1959): Causality: The Place of the Causal Principle in Modern Science. Cambridge, MA (Harvard University Press) 1959; deutsch: Kausalität, Geschichte und Probleme. Übersetzung von Herbert Spengler. Tübingen (Mohr Siebeck) 1987

[9] Vygotskij, Lev Semënovič (1934): Denken und Sprechen (1934). Herausgegeben und aus dem Russischen übersetzt von Joachim Lompscher und Georg Rückriem. Mit einem Nachwort von Alexandre Métraux. Weinheim, Basel (Beltz) 2002

[10] Vygotskij, L[ev] S[emënovič] (1995): *Problemy defektologii* [Fragen der Defektologie]. Einleitung und Bibliographie von T[amara] M[ichajlovna] Lifanova; Anmerkungen von M[arina]

A[anatol'evna] Stepanova. Moskau (Prosveščenie) 1995, 527 S.

[11] Galperin, Pjotr Jakowlewitsch (1976): Zu Grundfragen der Psychologie. Berlin (Volk und Wissen – Volkseigener Verlag) 1980; (= Studien zur Kritischen Psychologie, Bd. 16), Köln (Pahl-Rugenstein) 1983

[12] Gal'perin, P[ëtr] J[akovlevič] (1966): Metod „srezov" i metod poétapnogo formirovanija v issledovanii detskogo myšlenija [Die Methode der „Schnitte" und die Methode der etappenweisen Ausbildung in der Erforschung des kindlichen Denkens], in: Voprosy psychologii [Fragen der Psychologie], Nr. 4 (1966), S. 128–135

[13] Gal'perin, P[ëtr] J[akovlevič] (1985): Metod obučenija i umstvennoe razvitie rebënka [Methoden des Lernens und der geistigen Entwicklung des Kindes]. Moskau (Izdatel'stvo Moskovskogo Universiteta) 1985, 44 S.

[14] Gillberg, Christopher / Peeters, Theo (1998): Autism. Medical and Educational Aspects. London (Whurr Publishers Limited); Hoboken, NJ (Wiley-Blackwell) 1998

[15] Dolto, Françoise (1985): La Cause des enfants. Paris (éd. Robert Laffont) 1985; deutsch: Mein Leben auf der Seite der Kinder: Ein Plädoyer für eine kindgerechte Welt. Übersetzung von Axel Hillig. München (Kösel) 1989; Lizenzausgabe: Bergisch Gladbach (Bastei Lübbe) 1992, hier: Teil I, Kap. 3: Die Heilung autistischer Kinder, S. 33–52

[16] Lebedinskaja, K[lara] S[amojlovna] / Nikol'skaja, O[l'ga] S[ergeevna] (1991): Diagnostika rannego detskogo autizma: Načal'nye projavlenija [Diagnostik des frühkindlichen Autismus: Erste Symptome]. Moskau (Prosveščenie) 1991, 97 S.

[17] Lebedinskij, V[iktor] V[asil'evič] (1985): *Narušenija psichičeskogo razvitija u detej* [Störungen der psychischen Entwicklung bei Kindern]. Moskau (Izd-vo MGU) 1985

[18] Lebedinskij, V[iktor] V[asil'evič] / Nikol'skaja, O[l'ga] S[ergeevna] / Baenskaja, E[lena] R[ostislavovna] / Libling, M[arija] M[ichajlovna] (1990): *Ėmocional'nye narušenija v detskom vozraste i ich korrekcija* [Emotionale Störungen im Kindesalter und ihre Korrektur]. Moskau (Izd-vo MGU) 1990

[19] Lebedinskij, V[iktor] V[asil'evič] (1996): *Autizm kak model' ėmocional'nogo dizontogeneza* [Autismus als ein Modell einer emotionalen Dysontogenese], in: *Vestnik Moskovskogo Universiteta* [Bulletin der Moskauer Universität], Serija 14: Psichologija, Nr. 2 (1996), S. 18–24

[20] Lisina, M[aja] I[vanovna] (1986): *Problemy ontogenesa obščenija* [Fragen zur Ontogenese der Kommunikation]. Moskau (Pedagogika) 1986, 144 S.

[21] Lurija, Alexander Romanowitsch (1970): Die höheren kortikalen Funktionen des Menschen und ihre Störungen bei örtlichen Hirnstörungen. Berlin (Deutscher Verlag der Wissenschaften) 1970

[22] Lurija, Alexander Romanowitsch (1992): Das Gehirn in Aktion. Einführung in die Neuropsychologie. Reinbek (Rowohlt TB) 1992

[23] Nikol'skaja, O[l'ga] S[ergeevna] / Baenskaja, E[lena] R[ostislavovna] / Libling, M[arija] M[ichajlovna] / Kostin I[gor] A[natol'evič] / Vedenina, M[arija]. J[ur'evna]. / Aršatskij, A[leksandr] V[ladimirovič] / Aršatskaja, O[ksana] S[ergeevna] (2005): *Deti i podrostki s autizmom. Psichologičeskoe*

soprovoždenie [Kinder und Heranwachsende mit Autismus. Psychologische Begleitung]. Moskau [Terevinf] 2005, 224 S.

[24] Piaget, Jean (1972): Sprechen und Denken des Kindes. Düsseldorf (Pädagogischer Verlag Schwann) 1972; Berlin (Cornelsen) 1994

[25] Choziev, V[adim] B[orisovič] / Chozieva, M[arina] V[ladimirovna] / Dzetovetskaja, S[vetlana] V[ital'evna] (2008): *Psichologičeskoe konsul'tirovanie roditelej* [Psycholgische Beratung von Eltern]. Moskau (Izd-vo MPSI; MPO „MODĖK") 2008, 504 S.

[26] Schramm, Robert (2011): Motivation und Verstärkung. Wissenschaftliche Intervention bei Autismus. Applied Behavior Analysis. Ein Handbuch für Eltern, Lehrer, Erzieher, Therapeuten und andere Fachleute. Hespe (Knospe-ABA Institut) 2011

[27] Ėl'konin, D[aniil] B[orisovič] (2007): *Detskaja psichologija. Učebnoe posobie dlja studentov vysšich učebnych zavedenij* [Kinderpsychologie. Lehrbuch für Hochschulstudenten]. Moskau (Izdatel'skij centr „Akademija"), überarbeitete Auflage [4]2007

[28] Ėl'konin, D[aniil] B[orisovič] (1978): *Zametki o razvitii predmetnych dejstvij v rannem detstve* [Erläuterungen zur Ausbildung von objektbezogenen Handlungen in der frühen Kindheit], in: *Vestnik Moskovskogo Universiteta* [Bulletin der Moskauer Universität], Serija 14: Psichologija, Nr. 3 (1978)

[29] Ėl'konin, D[aniil] B[orisovič] (1971): *K probleme periodizacii psichičeskogo razvitija v detskom vozraste* [Zur Frage der Periodisierung der psychischen Entwicklung im

Kindesalter], in: *Voprosy psychologii* [Fragen der Psychologie], Nr. 4 (1971), S. 6–20

[30] Elkonin, Daniil Borissowitsch (1978): Psychologie des Spiels. Köln (Pahl-Rugenstein) 1980; hrsg. v. Birger Siebert und Georg Rückriem, Berlin (Lehmanns Media) 2010.

[31] Asperger, Hans (1944): "Autistic psychopathy" in childhood (1944). Übersetzung von Uta Frith, in: Frith, Uta (Hrsg.): Autism and Asperger syndrome. New York (Cambridge University Press) 1991, S. 37–92

[32] Luria, Alexander R. (1961): The Role of Speech in Regulation of Normal and Abnormal Behavior, hrsg. von J[ack] Tizard. New York (Liveright Publishing Corporation) 1961

[33] Luria, Alexander R. (1966): Higher cortical functions in man. Übersetzung von Basil Haigh. New York (Basic Books) 1966

[34] Schmidt, Bernhard J. (2015/1): Autist und Gesellschaft – Ein zorniger Perspektivenwechsel, Bd. 1: Autismus verstehen. Norderstedt (Books on Demand) ^{1}2015, ISBN: 978-3734757402

[35] Schmidt, Bernhard J. (2015/2): Autist und Gesellschaft – Ein zorniger Perspektivenwechsel, Bd. 2: Hilfen für Autisten? Norderstedt (Books on Demand) ^{1}2015, ISBN: 978-3734792687

[36] Schmidt, Bernhard J. (2016): Klartext kompakt. Das Asperger Syndrom – für Arbeitgeber. Norderstedt (Books on Demand) ^{1}2016, ISBN: 978-3739228082

[37] Spitz, René A. (1965/1967, 2005): The First Year of Life. A Psychoanalytic Study of Normal and Deviant Development of Object Relations. New York (International Universities Press Inc.) 1965; deutsch: Vom Säugling zum Kleinkind. Naturgeschichte der Mutter-Kind-Beziehungen im ersten Lebensjahr. Unter Mitarbeit von W. Godfrey Cobliner. Übersetzung von Gudrun Theusner-Stampa. Stuttgart (Klett-Cotta) 1967, ^{12}2005